MON CAHIER YOGA DÉTOX

ANNIE CASAMAYOU

ILLUSTRATIONS
SOPHIE RUFFIEUX (INTÉRIEUR)
ET ISABELLE MAROGER (COUVERTURE)

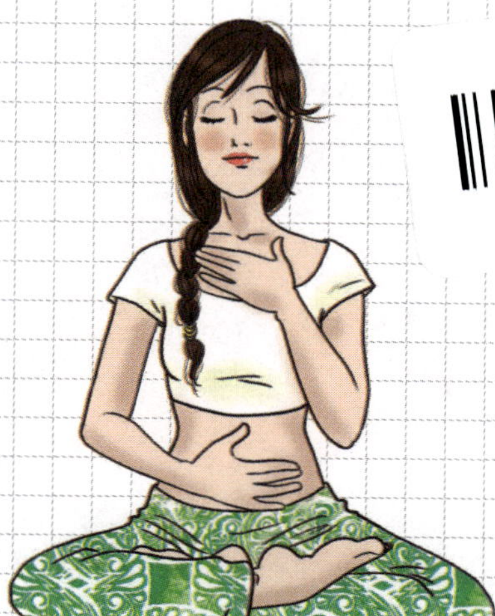

SOLAR EDITIONS

SOMMAIRE

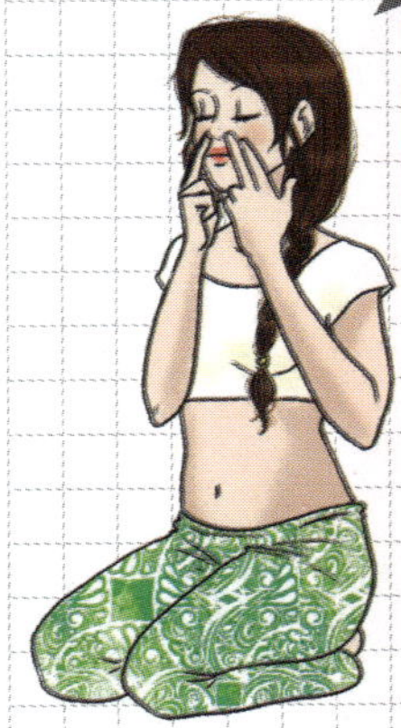

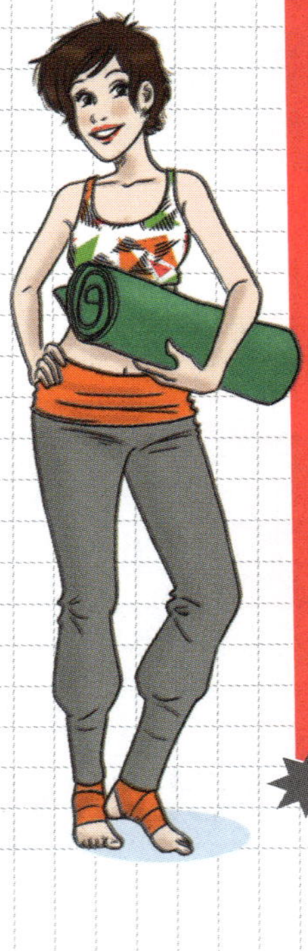

Introduction

La vie quotidienne nous pousse bien souvent à malmener notre organisme. Entre une alimentation trop riche ou mal équilibrée, un stress important difficile à réguler, un manque de repos ou un environnement de plus en plus pollué, il y a de quoi se sentir vidé !

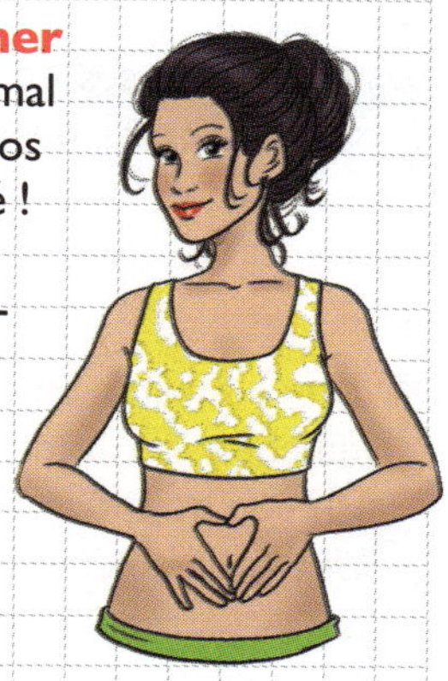

Quand le corps montre des signes de saturation – teint gris, ballonnements, irritabilité, maux de tête ou fatigue –, c'est qu'il est temps de reprendre les choses en main !
Pour vous guider, les programmes de yoga-détox présentés dans ce cahier proposent des enchaînements de postures de yoga combinés à de nombreux conseils pratiques, en particulier alimentaires, pour stimuler le nettoyage interne et acquérir une excellente hygiène de vie.

Ces moments que vous consacrerez à leur mise en place profiteront à votre organisme, qui va s'épurer, se débarrasser des surcharges qui l'encombrent, se renforcer et s'équilibrer. Le résultat : un regain d'énergie et de vitalité, un mental plus serein, une belle peau, des jambes légères… et un équilibre global retrouvé !

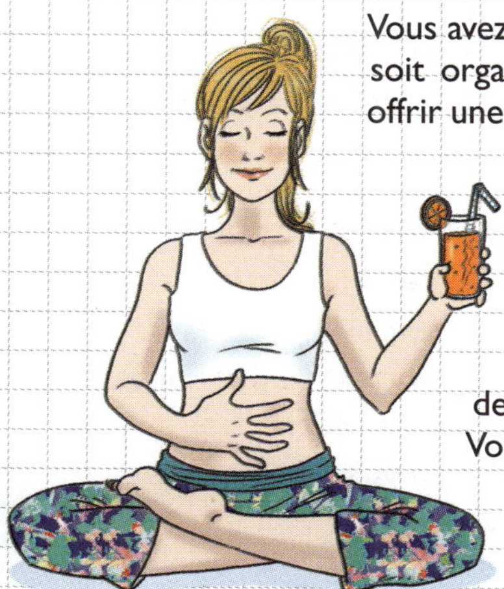

Vous avez le choix entre différentes cures de yoga-détox : vous pourrez, soit organiser un plan d'attaque express sur un week-end, soit vous offrir une cure minceur d'une semaine pour un nettoyage en profondeur, ou encore suivre en douceur un programme yoga-détox au quotidien.

Les postures et les respirations proposées sont issues d'une technique millénaire, le hatha yoga, une forme de yoga accessible à tous, dont chaque exercice est facile à reproduire. Un des principes de base du yoga est d'être à l'écoute de son corps. Vous saurez l'apprivoiser sans le dompter et vous mettre au diapason de ses véritables besoins. Vous reconnecter à vous-même va bientôt être votre nouvel art de vivre. Êtes-vous prête au changement ?

Lundi 30-12-2019

Test : Quel est mon profil yoga-détox ?

Pour obtenir un bon résultat, chaque cure de yoga-détox de ce cahier correspond à une personnalité, avec ses caractéristiques, ses besoins particuliers et ses objectifs. Grâce à ce test, découvrez la cure qui est faite pour vous en répondant spontanément aux questions suivantes.

Quel est votre meilleur antistress ?

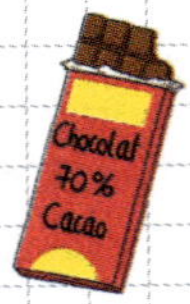

- ▲ Une cigarette, un café, du chocolat ou des bonbons.
- ■ Un peu de sport dès que je le peux.
- ◆ Une marche dans la nature si l'occasion me le permet.
- ● La méditation aussi régulièrement que possible.

Pendant votre pause-déjeuner, vous avez pour habitude...

- ● De déjeuner avec mes collègues.
- ◆ De sortir me promener dans le joli parc à côté.
- ▲ De manger sur le pouce en surfant sur Internet.
- ■ D'en profiter pour faire des courses ou aller chez le dentiste.

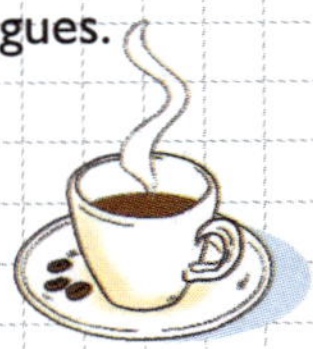

Quelle est votre relation au temps ?

- ◆ Je vis le moment présent.
- ▲ Je suis souvent en retard !
- ■ Je ne supporte pas la lenteur.
- ● Je me sens fréquemment débordée.

Que demandez-vous à votre corps ?

- ■ De faire des prouesses !
- ● D'être souple.
- ◆ D'être tonique.
- ▲ De moins exprimer mon stress et mes contrariétés...

Qu'est-ce qui vous procure de la joie ?

- ▲ Une soirée arrosée entre amis.
- ◆ Faire la sieste le week-end.
- ■ Danser sur ma musique préférée.
- ● Passer du temps avec ma famille, mes amis, mon amoureux.

Pour vous le petit déjeuner, c'est plutôt...

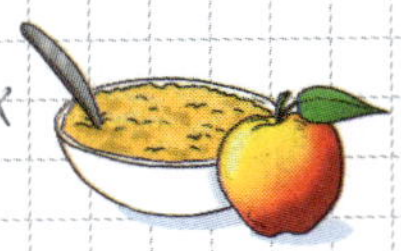

- ■ Tartines, beurre, confiture et jus d'orange. (miel)
- ◆ Porridge, fruit et thé.
- ● Œufs, compote et infusion.
- ▲ Pas le temps ! J'avale un croissant et un café en arrivant au travail.

Si vous prêtez attention à votre respiration juste à cet instant...

- ◆ Elle est un peu courte et saccadée.
- ▲ Elle fait gonfler votre cage thoracique.
- ● Elle fait bouger votre ventre.
- ■ Je ne perçois rien de particulier.

Côté bobo, malaise ou stress au quotidien, il vous arrive facilement...

- ● D'avoir une boule dans la gorge.
- ▲ D'avoir le teint brouillé, des boutons, des maux de tête.
- ◆ De m'énerver ou de me mettre en colère.
- ■ D'avoir du mal à trouver le sommeil.

Quelle est votre motivation pour entreprendre une cure de yoga-détox ?

- ■ Je veux apprendre à me relaxer profondément.
- ● J'ai besoin de diminuer mes tensions et mes douleurs (au dos, aux genoux, aux épaules…).
- ▲ J'aimerais perdre quelques kilos.
- ◆ J'ai envie d'adopter une meilleure hygiène de vie.

Faites les comptes !

● 3	◆ 1	■ 3	▲ 3
5	3	2	2

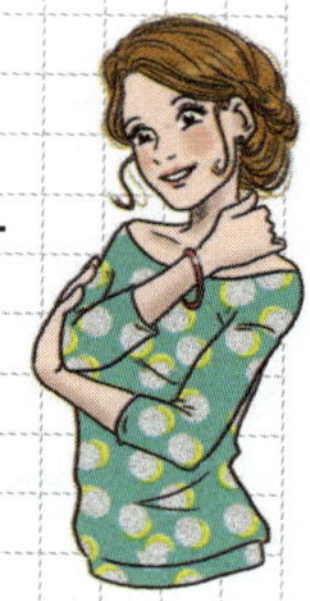

Une majorité de ● : *vous avez besoin d'une cure de yoga-détox « douceur »*

Vous êtes d'accord pour remettre votre corps en action et renouer avec votre énergie vitale, mais dans le respect de votre rythme et de vos capacités. Vous recherchez avant tout la stabilité et l'enracinement. L'idée est de donner à votre organisme un gentil coup de pouce, ni trop fort, ni trop doux. La cure de yoga-détox « douceur » est conçue pour vous. Adoptez de nouvelles habitudes pour vous tonifier, vous détendre et obtenir le meilleur de vous-même.

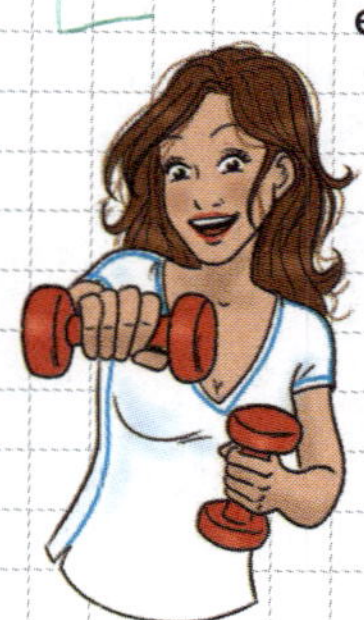

Une majorité de ◆ : *vous avez besoin d'une cure de yoga-détox « énergie »*

Vous avez envie d'authenticité et de faire un autre pas vers vous-même pour mieux harmoniser votre plus bel instrument, votre corps. La cure de yoga-détox « énergie » donnera de la force à votre élan. En apprenant à entreprendre ou à faire différemment, votre énergie se canalise, votre esprit se recentre et votre équilibre se renforce.

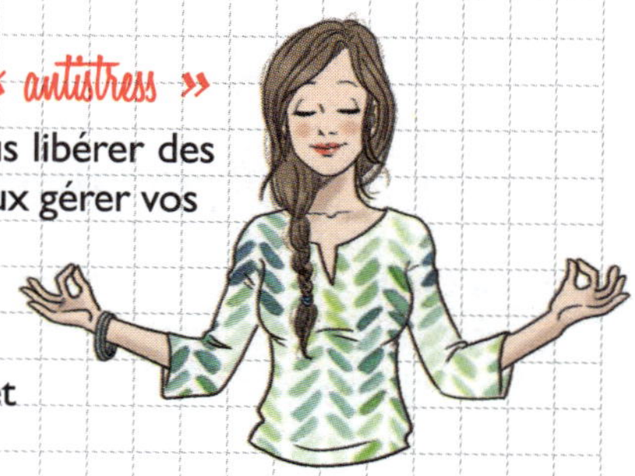

Une majorité de ■ : *vous avez besoin d'une cure de yoga-détox « antistress »*

Votre vie se déroule en accéléré et vous avez besoin de vous libérer des tensions, d'apaiser des zones parfois douloureuses et de mieux gérer vos émotions. La cure de yoga-détox « antistress » vous apprendra à vous apprivoiser, à travailler votre concentration afin d'unir votre corps et votre esprit très efficacement. C'est un temps de recul nécessaire pour vous ressourcer et augmenter votre capital sérénité !

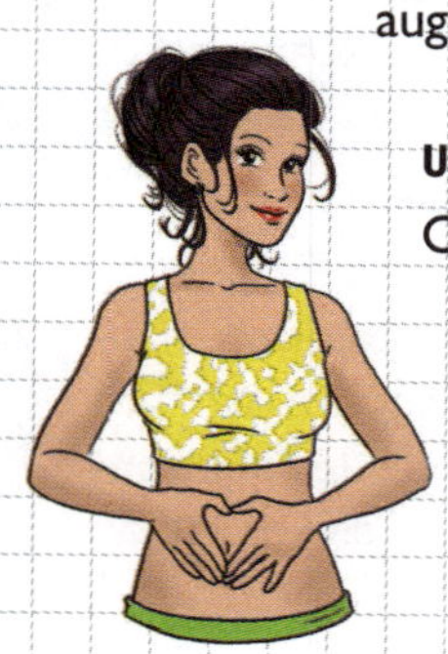

Une majorité de ▲ : *vous avez besoin d'une cure de yoga-détox « antitoxines »*

C'est le moment de changer pour de bon et de vous réconcilier avec votre corps ! La cure de yoga-détox « antitoxines » vous permettra de désamorcer les habitudes nocives que vous entretenez et de (re)trouver la joie d'habiter votre corps. Essayez, vous n'avez rien à perdre (si ce n'est des kilos superflus !). Il n'est jamais trop tard pour apprendre à réellement vous connaître. Offrez-vous enfin ce beau cadeau.

Chapitre 1

Une cure de yoga-détox, pour quoi faire ?

Vous pensez avoir besoin d'une cure de yoga-détox, mais vous n'êtes pas très sûre d'avoir envie de passer pour une allumée ou d'avaler seulement des carottes pendant une semaine ? Une cure de yoga-détox est très loin de ces clichés. Le mot « détox » ne doit pas être mal interprété, car nul besoin d'un régime draconien, ni de se lever à 5 heures du matin pour méditer. Bien au contraire, vous apprenez à chouchouter votre corps, à le respecter et à lui apporter précisément ce qui lui est nécessaire. Bien sûr, dans la vie il faut faire des choix, mais en fonction de ce qui vous fait vraiment du bien. Une cure de yoga-détox implique certains changements pour mettre en place de nouvelles habitudes alimentaires et libérer le mental en lui évitant de ruminer. Alors, prête à insuffler à votre vie une nouvelle énergie plus sereine ? C'est parti !

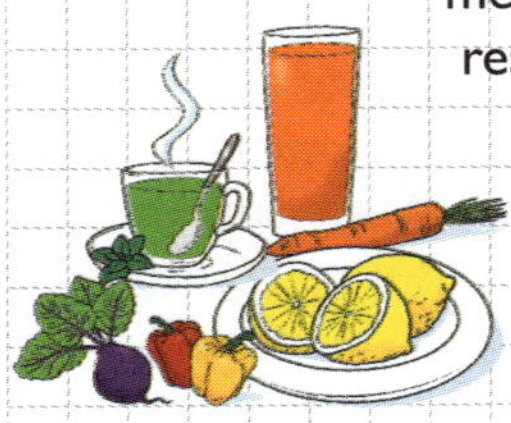

Ça sert à quoi au juste une détox ?

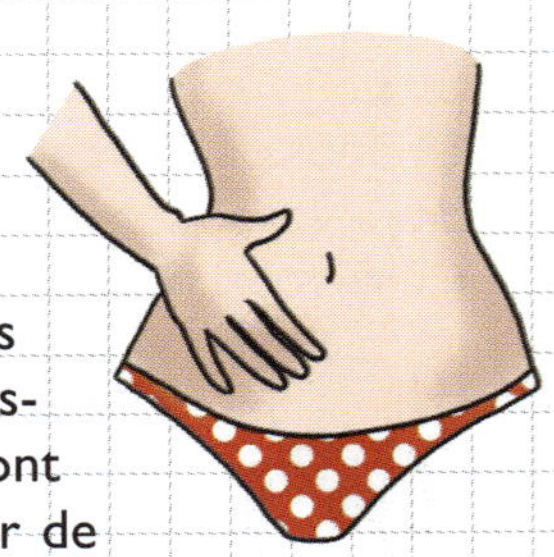

Soyons clairs, les toxines sont partout, et on en a tous ! En principe, le corps est suffisamment outillé pour les éliminer naturellement à l'aide d'organes épurateurs très performants, les « émonctoires ». Mais au départ, il n'était pas prévu qu'ils aient à s'occuper des aliments industriels, des polluants de l'air ou des perturbateurs endocriniens, car ils ont leurs propres limites… Avec le temps et à force de leur en demander de plus en plus, les émonctoires ne peuvent pas tout traiter. Ils finissent par laisser les toxines s'accumuler dans notre corps sans pouvoir les évacuer totalement. Et cela au détriment de la forme et de la santé ! Pour se débarrasser des indésirables (toxines, mauvaises graisses, molécules chimiques et autres métaux lourds…), il est nécessaire de faire régulièrement une cure de détox. Le principe est simple et consiste à stimuler le fonctionnement de nos émonctoires afin de faciliter leur travail de filtration du sang et d'élimination des toxines stockées.

Votre équipe personnelle de « nettoyeurs »

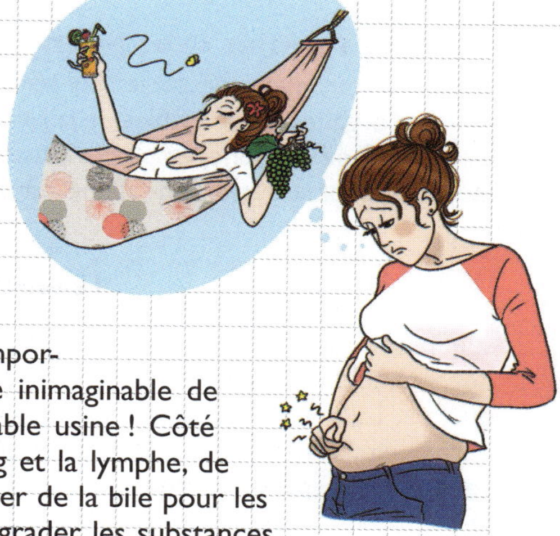

Cinq organes sont chargés d'évacuer les déchets vers l'extérieur : le foie, les intestins, les reins, la peau et les poumons. Voici leur rôle respectif dans le processus de détox…

Le plus volumineux : votre foie

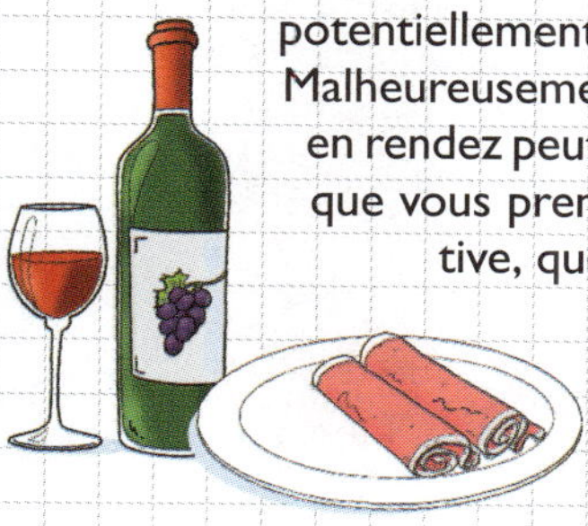

Il est sans conteste l'organe de la détoxication le plus important. En activité permanente, il accomplit un nombre inimaginable de fonctions qui sont cruciales pour la santé. Une véritable usine ! Côté traitement des déchets, il est chargé de filtrer le sang et la lymphe, de faire le ménage des résidus qui s'y trouvent, de fabriquer de la bile pour les libérer vers les intestins, de capturer et de dégrader les substances potentiellement toxiques pour tenter de les recycler en substances moins nocives. Malheureusement, cet organe discret est relativement facile à fragiliser. Vous ne vous en rendez peut-être pas compte, mais il a un surcroît de travail à accomplir chaque fois que vous prenez un antibiotique pour contrer une infection ou la pilule contraceptive, que vous abusez des bonnes choses (charcuterie, frites ou alcool), que vous mangez un plat industriel bourré d'additifs et de conservateurs ou que vous fumez une cigarette. Au bout de quelque temps, il finit par s'engorger et montrer des signes de faiblesse avec un cortège de symptômes : troubles digestifs, nausées, migraines, fatigue, etc.

Les plus longs : vos intestins

Vous avez entendu dire que la santé commence dans les intestins ? Affirmatif ! Ils remplissent deux fonctions cruciales. D'abord, ils terminent la digestion, faisant office de centre de tri afin que toutes les substances nutritives nécessaires aux besoins vitaux du corps soient assimilées. Ensuite, les résidus alimentaires sont expulsés dans les selles via le côlon. L'élimination régulière des déchets est essentielle. Quand le transit est ralenti, les matières stagnent, elles fermentent ou elles putréfient selon leur nature. Les ballonnements, les gaz ou les troubles du transit sont des symptômes pénibles, mais, plus grave, ils finissent par déséquilibrer la flore intestinale, enflammer la muqueuse intestinale, la rendre poreuse et permettre à des éléments toxiques de pénétrer dans l'organisme.

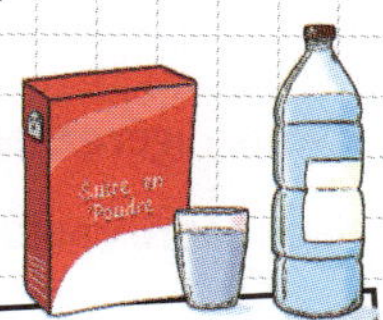

Tête de liste des pires ennemis des intestins
Il s'agit des aliments pauvres en fibres, du sucre blanc, de l'excès de viande ou de graisses, des boissons gazeuses et de l'insuffisance d'eau…

Les plus secrets : vos reins

Le sang est amené jusqu'aux reins pour être purifié, les déchets liquides sont rejetés via les urines. À moins de souffrir de rétention d'eau, d'infections ou de calculs rénaux, il est difficile de savoir si vos reins fonctionnent bien. Observez vos urines du matin : si elles sont odorantes et foncées, c'est bon signe, cela signifie que vos reins travaillent bien et éliminent de nombreuses toxines. Évidemment, ils fonctionnent d'autant mieux que vous buvez suffisamment d'eau.

Les plus ventilés : vos poumons

On pense rarement à associer les poumons aux processus de nettoyage de l'organisme. Pourtant, ces organes responsables de la respiration éliminent les déchets sous forme de gaz, comme le dioxyde de carbone, et peuvent aussi rejeter des glaires, des poussières, etc. Les excès de mucosité sont souvent signe d'une surcharge des poumons : sinusites, bronchites à répétition…

La plus étendue : votre peau

Une peau en bonne santé est un excellent outil de la détox : grâce à la sueur, elle complète le travail des reins et des poumons pour évacuer les déchets acides, tandis que le sébum relaie de façon privilégiée le travail du foie. La peau est aussi le témoin visible des petites faiblesses du corps. Teint brouillé, imperfections et autres problématiques sont souvent en lien avec un déséquilibre interne.

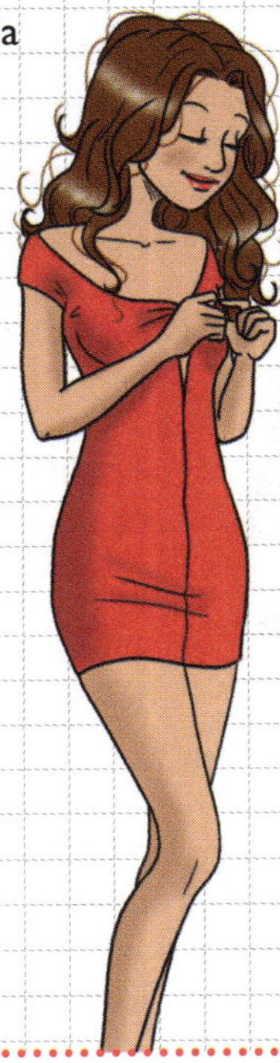

Test : Comment fonctionnent mes émonctoires ?

Évaluez le fonctionnement de vos organes émonctoires en répondant aux questions suivantes…

Côté foie

Vous digérez facilement, sans sensation de lourdeur ou de nausée. . . . . . ❑ Oui ❑ Non

Le matin, votre langue est d'un joli rose, sans enduit blanc ou jaune. . . . . ❑ Oui ❑ Non

Vous prenez votre petit déjeuner avec appétit. . . . . ❑ Oui ❑ Non

Vous ne mangez pas plus d'une à deux fois par semaine de la viande rouge ou de la charcuterie. . . . . ❑ Oui ❑ Non

Le blanc de votre œil est bien clair et votre teint est rosé. . . . . ❑ Oui ❑ Non

Vous ne prenez que très rarement des médicaments. . . . . ❑ Oui ❑ Non

Si vous avez répondu OUI à la grande majorité des questions, votre foie fonctionne bien. **Sinon, il vous faut en prendre soin :** vérifiez votre hygiène alimentaire et procurez-vous en tout premier lieu une bouillotte (voir p. 13).

Côté intestins

Vous allez tous les jours à la selle sans effort. ❑ Oui ❑ Non

Vos selles sont normales, sans odeur désagréable. . . . . ❑ Oui ❑ Non

La couleur de vos selles est brune à brun foncé. . . . . ❑ Oui ❑ Non

Vous ne souillez pas plus de deux feuilles de papier toilette. . . . . ❑ Oui ❑ Non

Vous digérez les crudités sans ballonnements, ni douleurs abdominales. . . . . ❑ Oui ❑ Non

Vous passez toujours à côté des épidémies de gastro-entérite. . . . . ❑ Oui ❑ Non

Si vous avez répondu OUI à toutes ces questions, vous n'avez aucun problème.

Si vos réponses sont négatives sur au moins deux points, il faut vous interroger sur vos habitudes alimentaires : mangez-vous suffisamment de légumes ou de céréales complètes riches en fibres ? Buvez-vous suffisamment d'eau ? En coup de pouce, essayez les graines de psyllium (voir p. 13).

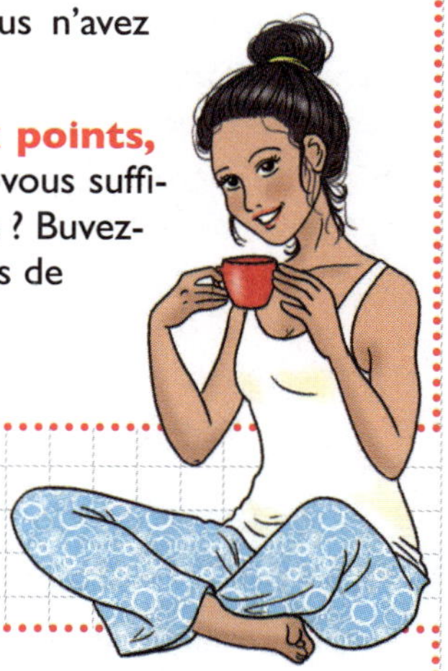

Côté reins

Vos urines du matin sont colorées et odorantes. . . . . ❑ Oui ❑ Non

Vos urines de la journée sont de couleur jaune paille. . . . . ❑ Oui ❑ Non

Vous buvez 6 à 8 verres d'eau chaque jour. . . . . ❑ Oui ❑ Non

Votre peau est souple, vos lèvres sont hydratées. . . . . ❑ Oui ❑ Non

Au réveil, vos paupières sont normales, sans gonflement ni poches. . . . . ❑ Oui ❑ Non

Le soir, vos jambes, vos chevilles ou vos doigts ne paraissent pas enflés, votre circulation sanguine est bonne. . . . . ❑ Oui ❑ Non

Si vous répondez OUI à la majorité des questions, vos reins fonctionnent probablement bien.

Si ce n'est pas le cas, en particulier si vous avez tendance à gonfler, c'est le signe que vos reins ne peuvent pas faire correctement leur travail de détoxication de l'organisme. Évitez alors de manger trop salé et buvez suffisamment d'eau pure. Suivez aussi nos autres conseils (voir p. 18).

Côté poumons

Vous détestez la fumée et préférez que vos amis ne fument pas en votre présence. . . . . ❑ Oui ❑ Non

Votre rythme respiratoire est régulier et ample. . . . . ❑ Oui ❑ Non

Vous avez appris à faire des respirations complètes (thorax et abdomen). . . . . ❑ Oui ❑ Non

Vous pratiquez une activité physique régulière, aussi souvent que possible en pleine nature. . . . . ❑ Oui ❑ Non

Votre plexus solaire est souple, sans contracture douloureuse. . . . . ❑ Oui ❑ Non

Vous aérez tous les jours votre intérieur pendant au moins 10 minutes. . . . . ❑ Oui ❑ Non

Si vous avez répondu OUI à la majorité des questions, vos poumons assurent sans difficulté leurs fonctions vitales.

Sinon, l'apprentissage de la respiration et des séances de yoga régulières doivent devenir vos priorités afin de rééduquer rapidement les fonctions de détoxication de vos poumons (voir p. 33).

Côté peau

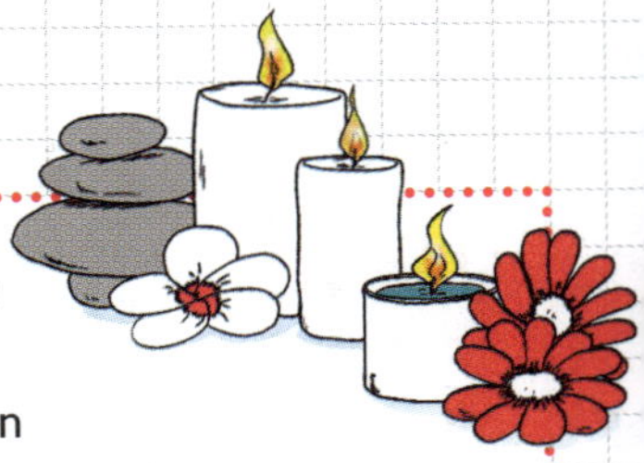

Votre peau est lisse, chaude et souple. . . . . . ☑ Oui ❑ Non

Vous transpirez facilement après avoir pratiqué 10 minutes d'une activité sportive. . . . . ☑ Oui ❑ Non

Vous cicatrisez vite et bien.. . . . . ❑ Oui ❑ Non

Vous privilégiez les produits cosmétiques les plus simples possible adaptés à vos besoins.. . . . . ❑ Oui ❑ Non

Vous évitez de vous savonner intégralement avec un gel douche conventionnel. . . . . ❑ Oui ❑ Non

Quand vous pincez votre peau entre vos doigts, elle se remet en place très vite. . . . . ❑ Oui ❑ Non

SI vous avez répondu OUI à la majorité des questions, votre peau est sûrement apte à assurer la détoxication.

Si vous avez répondu NON à plusieurs questions, adoptez notamment le brossage à sec (voir p. 13) pour activer la circulation sanguine et lymphatique. Comme la transpiration est un excellent moyen de drainer les toxines, pensez aussi aux séances de hammam ou de sauna !

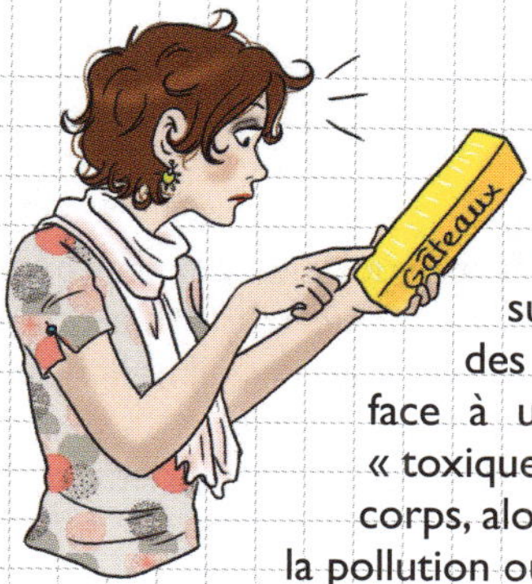

Des toxines, moi ?

On a l'habitude de parler de toxines pour désigner toutes les substances susceptibles de stagner et de dépasser les capacités des émonctoires. Pour amorcer une meilleure prise de conscience face à un trop-plein involontaire, sachez distinguer « toxines » et « toxiques » : les toxines sont issues du fonctionnement normal du corps, alors que les toxiques sont des substances nocives provenant de la pollution ou de l'alimentation. Voyons cela plus en détail.

Les « toxines »...

Elles sont produites de l'intérieur, et c'est parfaitement naturel, car **la plus grande partie vient de l'alimentation :** chaque fois que vous mangez, toute une machinerie se met en action pour dégrader, assimiler et digérer, ce qui produit des déchets (comme l'urée ou l'acétone).
On trouve aussi des toxines dans les déchets du métabolisme cellulaire : vos cellules respirent, se nourrissent, se renouvellent, etc. Et forcément, elles créent aussi des débris qui doivent être éliminés.

... versus les « toxiques »

Attention, la liste est longue !

Les plus nombreux sont ceux qui s'avalent par la bouche, via l'alimentation moderne (pesticides et additifs chimiques), les emballages plastiques alimentaires ou non (bisphénol A), les médicaments.

D'autres entrent par les poumons : les particules de la pollution de l'air (CO_2, produits d'entretien, peintures, meubles, etc.) ou la fumée de cigarette.

Certains pénètrent par la peau : ils sont issus des produits cosmétiques (parabènes, EDTA, etc.).

Les vampires invisibles : ondes électromagnétiques, Wi-Fi, téléphone mobile, etc.

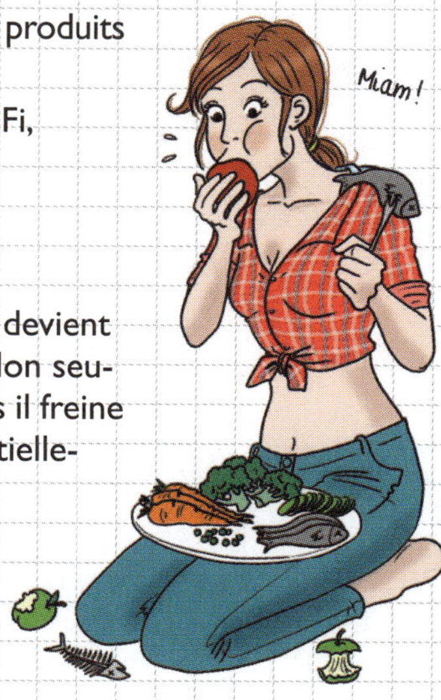

Stress et toxines, le duo infernal

Nous sommes tous concernés par le stress. Mais quand il devient chronique, il entrave sérieusement nos processus de détox. Non seulement il entraîne une production plus intense de toxines, mais il freine également nos émonctoires, les bloquant plus ou moins partiellement. Le foie, par exemple, ralentit son activité antitoxique.
Malgré tous vos efforts sur les autres fronts, votre cure de détox sera nettement moins efficace si vous ne relâchez pas efficacement la pression. Heureusement, les séances de yoga sont là pour vous mettre sur la voie !

Détox, mode d'emploi

Vous avez sans doute pris conscience que vous êtes bombardée au quotidien par les toxines et les toxiques. Autant regarder les choses en face : c'est aujourd'hui inéluctable et c'est ce qui rend si précieux le moment où vous décidez de remettre à plat vos habitudes alimentaires et votre mode de vie.
Chacune des cures de yoga-détox proposées dans ce cahier s'organise autour de deux objectifs complémentaires : **limiter votre exposition aux contaminants extérieurs** et **extirper le maximum d'indésirables de votre corps**.

Premier principe : le bon timing

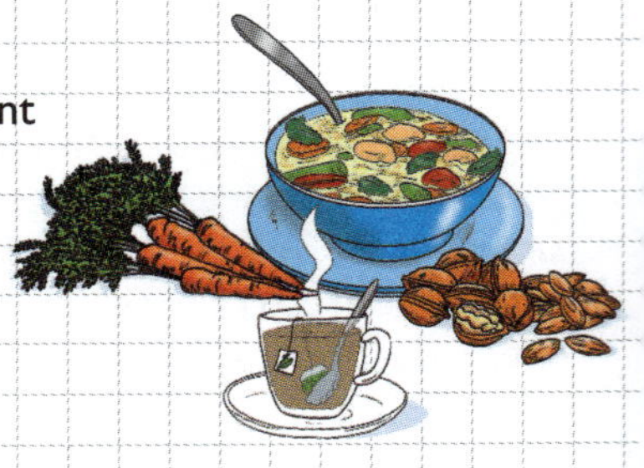

Le **début du printemps ou le début de l'automne** sont les moments traditionnellement réservés aux cures détox. Mais la seule période véritablement propice est celle où vous vous sentez prête. Celle où vous ressentez le besoin de vous tourner vers des aliments plus légers, d'accorder à votre corps un temps de repos et de vous mettre sérieusement au yoga.

Deuxième principe : une nourriture bienfaisante

Le levier essentiel, c'est d'alléger votre digestion afin de libérer l'énergie de votre corps. **Exit donc :** l'alcool, les aliments industriels, le sucre raffiné et le café. Il vous faut des aliments bio, des végétaux, des noix, du poisson, de l'eau, des infusions et du thé vert à gogo !

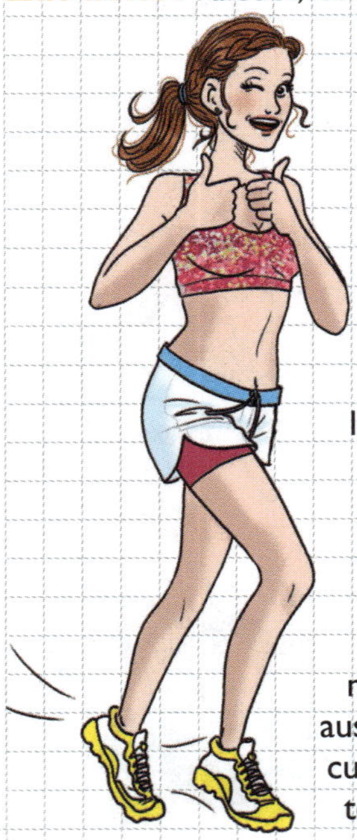

Troisième principe : le repos du guerrier

Remettre les pendules à l'heure pour préserver votre sommeil, voilà un autre enjeu de taille. Essayez de vous coucher plus tôt que d'habitude, idéalement avant 23 heures, et dormez autant que votre corps le demande. En effet, c'est durant la nuit qu'il travaille le mieux à l'évacuation des toxines et que vos cellules se régénèrent.

Quatrième principe : les activités physiques

Zappez les efforts physiques intenses, mais pas question pour autant de rester dans votre fauteuil ! Des exercices physiques d'intensité modérée et pratiqués avec régularité, non seulement le yoga mais aussi la marche, le vélo ou la natation, doivent être intégrés dans votre cure. C'est le meilleur moyen d'accélérer l'élimination d'un maximum de toxines en stimulant le fonctionnement des émonctoires.

4 jokers pour sauver mes émonctoires

Chouchoutez votre foie

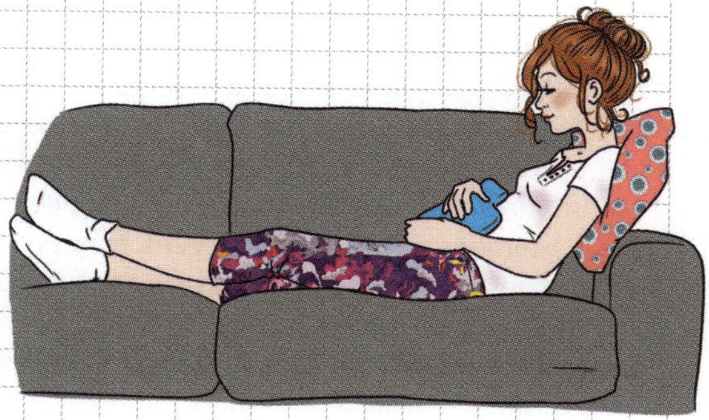

Le foie n'aime pas du tout le froid, qui paralyse ses fonctions. À l'inverse, il se délecte de la chaleur qui les accélère. Au coucher, maintenez une **bouillotte bien chaude** sur votre foie pendant au moins 30 minutes. Il est facile de vous en souvenir : le foie est situé à droite sous le bas de la cage thoracique, alors que le cœur est à gauche.

Aidez vos intestins

Les **graines de psyllium** sont d'excellentes régulatrices des fonctions intestinales, à utiliser en cas de douleurs abdominales, de transit ralenti ou accéléré.

Comment faire ?

Diluez 1 cuillerée à soupe de psyllium blond dans un grand verre d'eau et buvez le mélange 1 à 2 fois par jour.

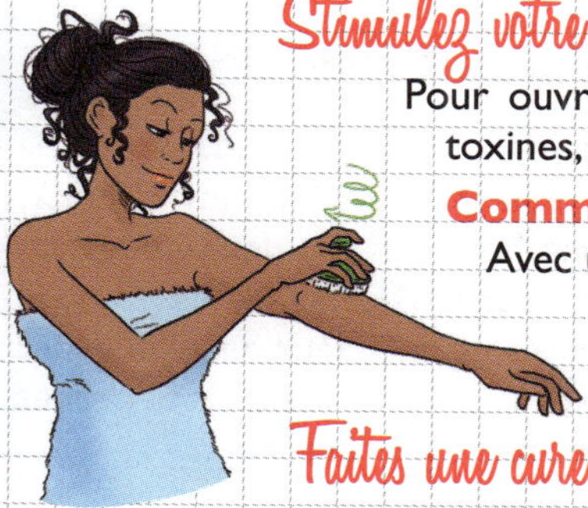

Stimulez votre peau

Pour ouvrir tous les pores de la peau et accélérer l'évacuation des toxines, pratiquez le **brossage à sec** avant le bain ou la douche.

Comment faire ?

Avec une brosse naturelle douce, faites de petits mouvements circulaires sur tout le corps, depuis la pointe des orteils en remontant jusqu'au cou.

Faites une cure d'argile pour tout nettoyer

L'argile est parfaite pour remettre en mouvement les toxines du corps et faciliter leur élimination par les voies naturelles. Une cure de 3 semaines est souvent recommandée aux changements de saison, mais selon vos besoins, elle peut être reprise à intervalles réguliers.

Comment faire ?

Préparez votre eau argileuse la veille au soir : versez en pluie 1 à 2 cuillerées à café d'argile verte en poudre dans un verre d'eau.
Ne remuez pas et laissez reposer la nuit entière. Au matin, buvez uniquement l'eau sans remuer le dépôt d'argile au fond du verre. Au bout de quelques jours, vous pourrez remuer la préparation et boire le tout.

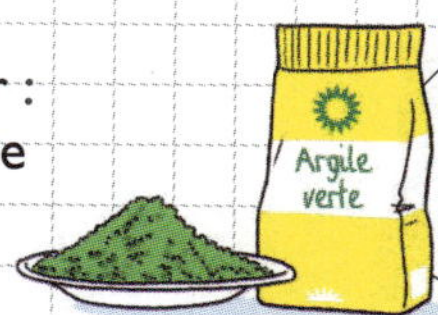

Bon à savoir : évitez de boire ce lait d'argile en cas d'hypertension artérielle non stabilisée. Si vous devez prendre un médicament, respectez un intervalle de 2 heures avant ou après la prise de l'argile.

Le yoga, l'allié de la détox

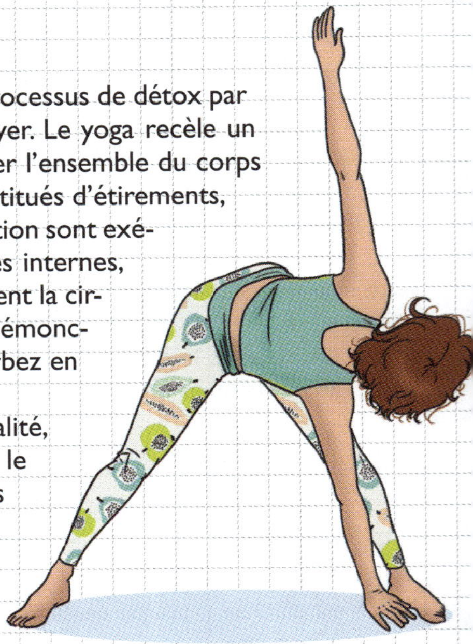

Lors d'une cure, il est très important d'accompagner le processus de détox par des mouvements adaptés qui aident le corps à se nettoyer. Le yoga recèle un nombre incroyable de techniques permettant de mobiliser l'ensemble du corps et de participer à son épuration. Les enchaînements constitués d'étirements, de torsions et de flexions ponctués d'exercices de respiration sont exécutés lentement et en conscience. Ils massent les organes internes, sollicitent les muscles profonds et les articulations, stimulent la circulation sanguine et permettent un drainage efficace des émonctoires. Sans oublier que, dans la tradition yogi, vous absorbez en même temps que l'air le « prana », ou énergie vitale.
Non seulement, le yoga vous apporte un regain de vitalité, mais il est tout particulièrement précieux pour alléger le mental et les émotions. Moins perméable au stress, vous accédez aussi à une subtile détox du cerveau. Tout naturellement, corps et esprit viennent s'accorder. En paix avec vous-même, vous goûtez au plaisir d'entrer dans le cercle vertueux de l'équilibre !

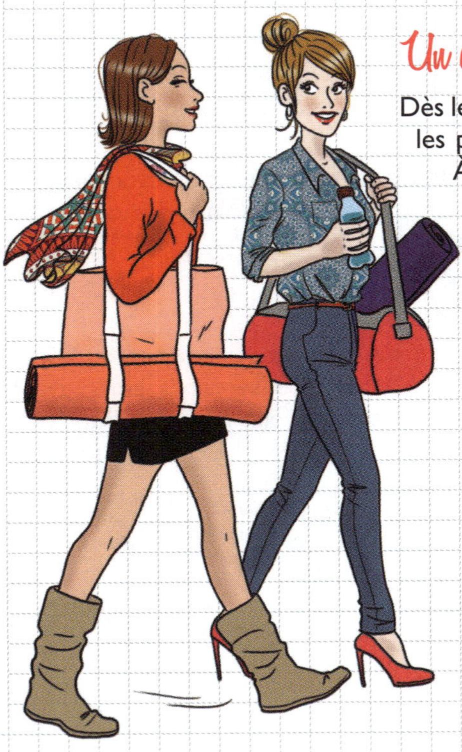

Un esprit clair dans un corps tonique

Dès le début d'une cure de yoga-détox, vous ressentez déjà les premiers bienfaits et vous vous sentez plus légère… À l'issue de la cure, une bonne partie des toxines est chassée et les effets positifs s'accumulent. Or, quand tout fonctionne mieux à l'intérieur, les effets sont aussi visibles à l'extérieur. Voici quelques bénéfices dont vous pourrez bientôt profiter :

- ✓ Une digestion facilitée
- ✓ Un ventre plus plat
- ✓ Une perte des kilos superflus
- ✓ Un regain d'énergie et de tonus
- ✓ Un sommeil réparateur
- ✓ Un système immunitaire renforcé
- ✓ Une diminution du stress et de l'anxiété
- ✓ Un teint lumineux, des cheveux soyeux et des ongles forts.

Chapitre 2

Les piliers de la détox

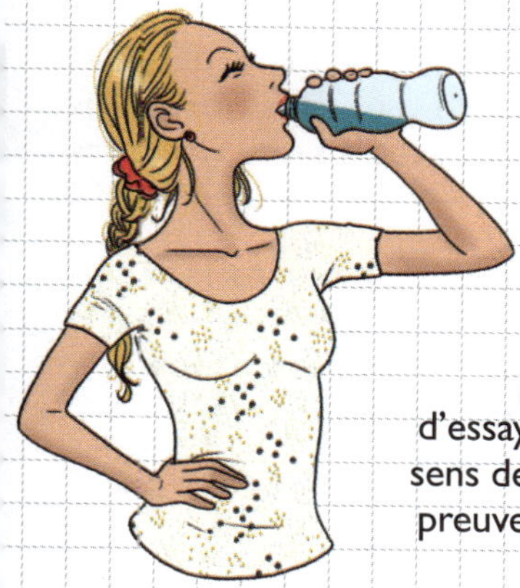

L'alimentation est le point de départ d'une cure détox. Soirées entre amis, apéros qui s'éternisent, retrouvailles en famille… vous connaissez sûrement ce genre de petits débordements. Si vos émonctoires ont eu à travailler assidûment à cause d'excès alimentaires de toute sorte et qu'ils se montrent un peu paresseux, gardez-vous d'en faire des tonnes à la fois sous prétexte d'essayer de rattraper le temps perdu : vous risquez de vous trouver sens dessus dessous ! Au contraire, vous devez y aller doucement, et faire preuve de patience et de persévérance.

Les 10 bons réflexes détox

Pour lancer au mieux votre cure, adoptez déjà certains réflexes, aussi simples qu'efficaces, afin que votre programme nutritionnel remplisse parfaitement vos objectifs : vous éviter des déchets nuisibles, vous équilibrer et vous vitaliser avec des nutriments sains !

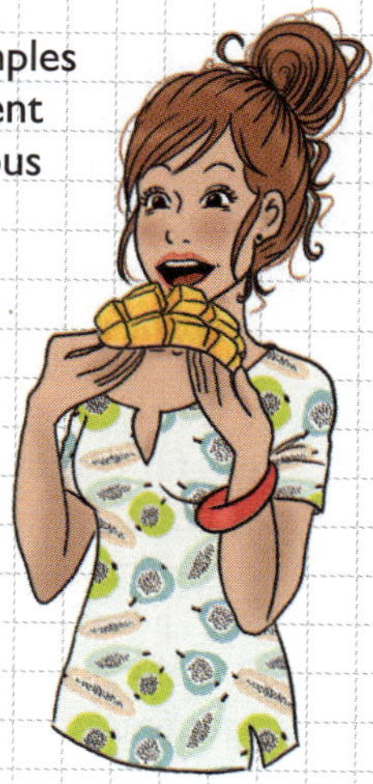

Avec un minimum d'effort, vous reprenez le contrôle de votre assiette afin d'alléger la charge de votre système digestif et de recevoir la quantité parfaite de vitamines et d'oligoéléments qui permettent aux cellules de se régénérer.

Faites d'abord un bilan objectif de ce que vous mangez habituellement et commencez votre programme en corrigeant peu à peu vos plus mauvaises habitudes quotidiennes. Le fait d'appliquer ces petits gestes détox sera déjà un coup de pouce salutaire pour votre organisme !

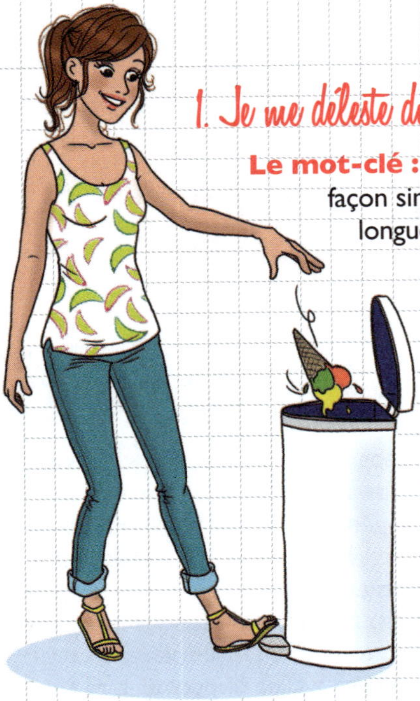

1. Je me déleste du « trop-plein »

Le mot-clé : la modération. Diminuer les portions d'aliments est une façon simple d'amorcer le changement. Pas question de vous priver à longueur de temps ou de vous affamer, mais rien ne sert non plus de passer du tout au rien. Si vous alternez les excès puis une diète hyperrestrictive, vous savez bien que l'effet Yo-Yo des régimes risque d'avoir le dessus.

Adoptez plutôt une alimentation plus saine, qui vous permettra de manger un peu de tout. Vous n'avez plus qu'à trouver le savant dosage entre le plaisir de bien manger et celui de ne pas encombrer votre organisme.

Bon réflexe n° 1 : Pour manger, je prends le temps de m'asseoir tranquillement, j'utilise une jolie vaisselle de petite taille pour me donner l'impression d'avoir une assiette bien remplie, et je mâche mes aliments sereinement en profitant de chaque bouchée.

2. Je répartis harmonieusement mes repas

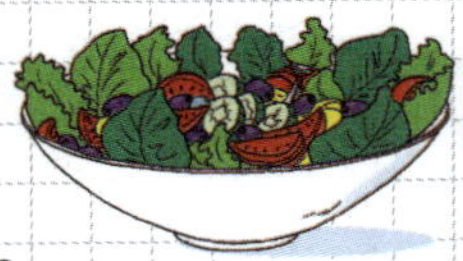

« Faites un petit déjeuner de roi, un déjeuner de prince et un dîner de pauvre. »

Et si vous mettiez en application ce vieil adage ? C'est l'un des meilleurs secrets de l'équilibre et de la vitalité, puisque son rythme correspond à la physiologie de l'organisme : c'est le principe de la chrononutrition, et il marche si bien qu'il coupe généralement toute envie de grignoter entre les repas !

Le petit déjeuner est un repas essentiel, et le négliger ne serait pas vraiment une bonne idée. Votre corps risque de se venger et de vous faire craquer pour des sucreries ou une barre de céréales plus tard dans la journée. Ou même de vous faire un repas un peu trop copieux au dîner pour compenser, bien que vous sachiez qu'il n'y a rien de plus désagréable que de s'endormir l'estomac lourd… Stop aux mauvaises nuits !

Bon réflexe n° 2 : Je dîne léger avant 20 heures afin que mon système digestif bénéficie d'une vraie pause pendant la nuit. Pendant mon sommeil, mes organes (mon foie en particulier) pourront se consacrer au travail d'élimination des toxines et de régénération. Comme ça, je peux prendre un bon petit déjeuner le lendemain matin.

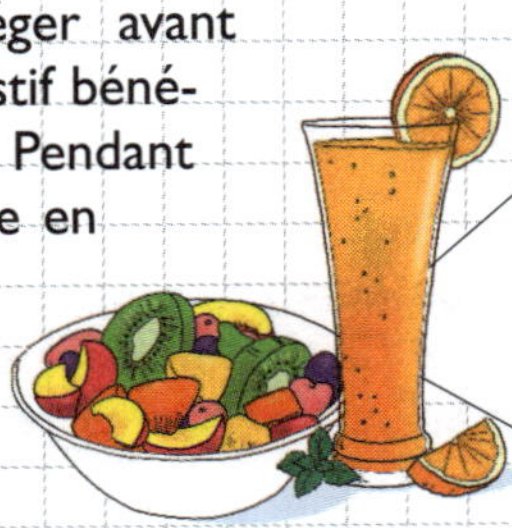

Astuce : Si je n'ai pas faim en me levant le matin, je me prépare un smoothie vitaminé (voir p. 62). Si je suis trop pressée, je prévois un en-cas avec quelques amandes, des raisins secs et un fruit à consommer plus tard dans la matinée.

3. Je choisis mes aliments antitoxines

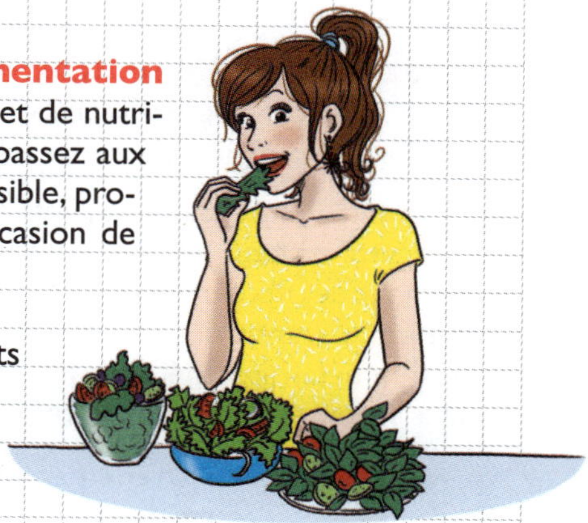

Votre objectif doit être d'adopter une alimentation saine pour récupérer un maximum d'énergie et de nutriments, mais avec un minimum de toxines. Facile si vous passez aux aliments frais, bio, de saison et, chaque fois que c'est possible, produits dans votre région. Vous avez là une excellente occasion de vous montrer « chauvine » !

Les aliments issus de l'agriculture bio sont quasi exempts de pesticides et autres résidus toxiques qui polluent autant votre corps que la planète. De manière générale, privilégiez-les afin de limiter l'ingestion de molécules chimiques.

Mais le plus important dans un régime détox est aussi de faire les bons choix et de préférer systématiquement les aliments non raffinés, non transformés, sans additifs ou colorants. Bannissez les produits industriels, les farines ou le sucre blanc, et revenez au grand galop au naturel ! Poisson, légumes ou noix tels qu'ils se trouvent dans la nature sont tout simplement des aliments au summum de leur qualité nutritionnelle, et vous êtes sûre de ce qui arrive dans votre assiette (ou presque).

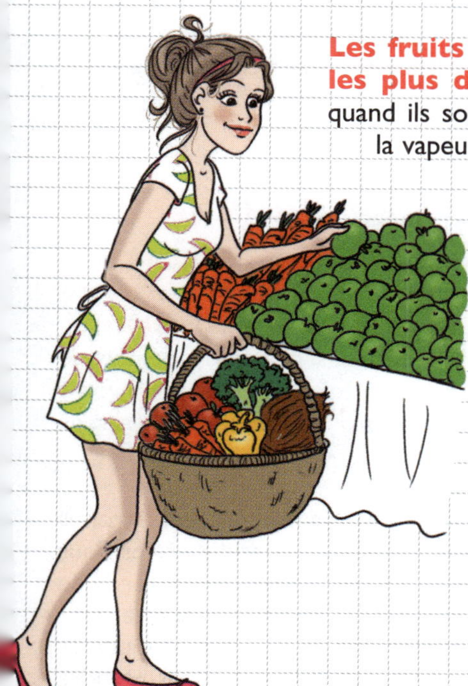

Les fruits et les légumes comptent parmi les aliments les plus dépuratifs, ils sont gorgés de substances bienfaitrices quand ils sont simplement à l'état brut, crus ou cuits légèrement à la vapeur. Pour vous garantir une fraîcheur et une qualité incomparable, réduisez le parcours des aliments jusqu'à votre assiette en privilégiant les circuits courts et les productions locales.

Bon réflexe n° 3 : Je choisis judicieusement mon bon plan parmi ceux-ci :

- je remplis mon panier en faisant mon marché plutôt qu'en allant au supermarché ;
- je me mets en lien avec un producteur local en m'inscrivant dans une AMAP (www.reseau-amap.org) ou à La Ruche qui dit Oui (www.laruchequiditoui.fr), j'y commande mon panier bio ou bien je me fais livrer un panier « paysan » (www.lecampanier.com, www.potagercity.fr…).

4. Je me mets au vert

Mangez-vous suffisamment de légumes ? Question évidente une fois que vous prenez conscience que les vraies stars d'un régime détox sont les légumes…

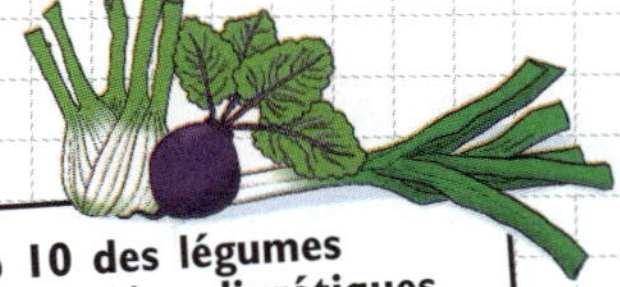

Le top 10 des légumes draineurs et/ou diurétiques

L'artichaut	Le fenouil
Le radis noir	Le chou
Le pissenlit	Le poireau
La carotte	L'ail
L'asperge	La betterave

Grâce à leurs nombreux nutriments, ils purifient votre système digestif tout en revitalisant l'organisme. On y trouve, notamment, des fibres qui drainent efficacement les intestins et régulent le transit, des antioxydants comme les polyphénols ou le bêta-carotène dont le rôle est de protéger les organes, le foie en tête, et de lutter contre les toxines.

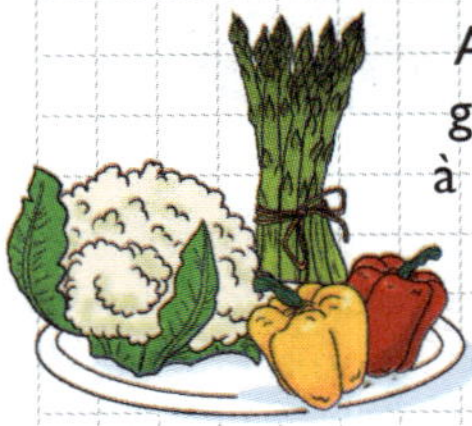

Alors, répétez tous les jours votre mantra : « J'abuse des concombres, courgettes, brocolis, oignons, épinards, céleris et des dizaines d'autres légumes à chaque repas ! » Imaginez tout ce que vous pouvez réaliser comme associations plaisantes, et le nombre de plats sains et copieux qui apaiseront allègrement votre appétit sans vous pénaliser en calories. Et, bonne nouvelle, plus vous en mangez, plus vous en avez envie !

Bon réflexe n° 4 : Tout au long de l'année, à chaque repas, je remplis les trois quarts de mon assiette avec des légumes. Je peux les préparer crus en jus, les associer dans de joyeuses salades composées salées/sucrées ou tout simplement les consommer découpés en dés et trempés dans une sauce légère. Je peux aussi les faire cuire à basse température pour réaliser une soupe, un velouté, une purée, ou encore les faire revenir brièvement au wok et les déguster *al dente*…

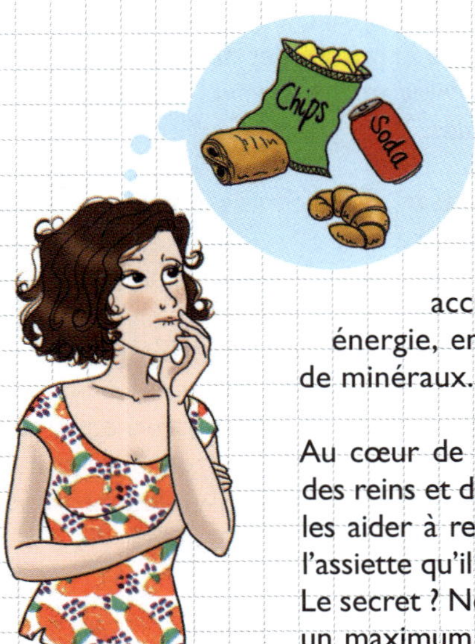

5. Je fais le ménage parmi les acides !

Pour que vos organes fonctionnent à fond les manettes, il faut que votre corps ne soit pas saturé de substances acides. Plus il y a d'acides, plus votre organisme accumule de déchets indésirables qui pompent votre énergie, enflamment vos articulations et pillent vos réserves de minéraux.

Au cœur de l'équilibre acido-basique se trouvent les émonctoires des reins et des poumons chargés d'éliminer les résidus acides. Pour les aider à remplir au mieux cette fonction vitale, c'est à partir de l'assiette qu'il faut agir, là où l'équilibre peut être aisément rétabli. Le secret ? Ne pas abuser des aliments source d'acidité et apporter un maximum d'aliments basiques. Mais ne vous faites pas prendre

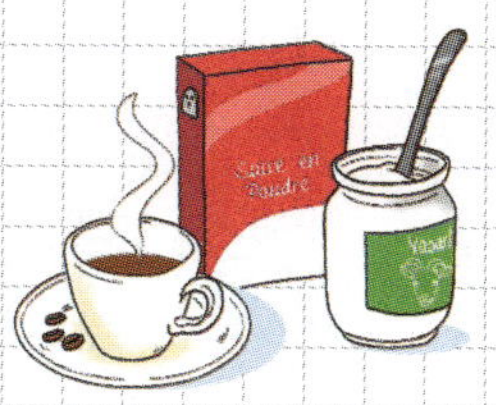

au piège : excepté certains aliments comme les agrumes, le vinaigre ou la rhubarbe, que vous reconnaissez à coup sûr à leur goût acide, la majorité des acides sont produits naturellement au cours de la digestion des aliments acidifiants que sont le sucre, les laitages, le fromage, l'alcool, le café et la viande rouge. Il ne s'agit pas forcément de tous les supprimer car, pour certains (poisson, volaille, œuf, céréales, légumineuses), ils ont d'autres qualités nutritives par ailleurs, mais d'en faire une consommation raisonnable.

Bon réflexe n° 5 : En mode détox, j'oublie le jus d'orange, le café, les sodas et les laitages, beaucoup trop acides pour mon palais. Je fais l'impasse sur la viande rouge et la charcuterie, tout comme sur le sucre blanc, car ce sont les pires aliments acidifiants. Je continue à manger régulièrement des protéines ou des céréales, mais je contre leurs effets acides en les accompagnant d'une généreuse portion de légumes, qui sont tous, à quelques exceptions près (oseille, tomate cuite, épinard), super alcalinisants.

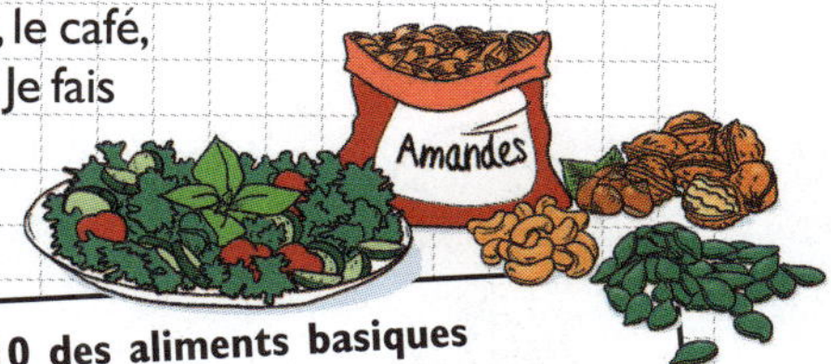

Le top 10 des aliments basiques

La banane
L'amande
La pomme de terre
La patate douce
Les légumes verts
Les légumes colorés
La châtaigne
L'avocat
Les jus de légumes
Les graines germées

6. Je mise sur les céréales complètes

Blé, avoine, seigle, maïs, épeautre, millet, riz, quinoa, sarrasin… vous avez l'embarras du choix parmi les céréales. Mais les céréales blanchies et raffinées ont perdu tout caractère nutritionnel, tandis qu'en version complète ou semi-complète, chacune d'elles vous offre des fibres bénéfiques au transit, une longue liste de minéraux et d'oligoéléments, et des glucides qui garantissent une énergie stable sur la durée. Si votre système digestif le permet, tournez-vous vers des céréales complètes, et si vos intestins manifestent leur irritation, vers des céréales semi-complètes.

Le blé moderne n'est pas facile à digérer et peut être responsable de maux de ventre, ballonnements ou migraines. Ne le laissez pas monopoliser vos repas et, si vous y êtes sensible, tournez-vous plutôt vers des céréales sans inconvénient comme le riz, le quinoa ou le sarrasin.

Bon réflexe n° 6 : Pour mon équilibre interne, je choisis des céréales complètes ou semi-complètes, toujours bio, puisque l'enveloppe du grain qui contient les précieux nutriments est préservée et que c'est aussi là que se nichent les résidus de pesticides.

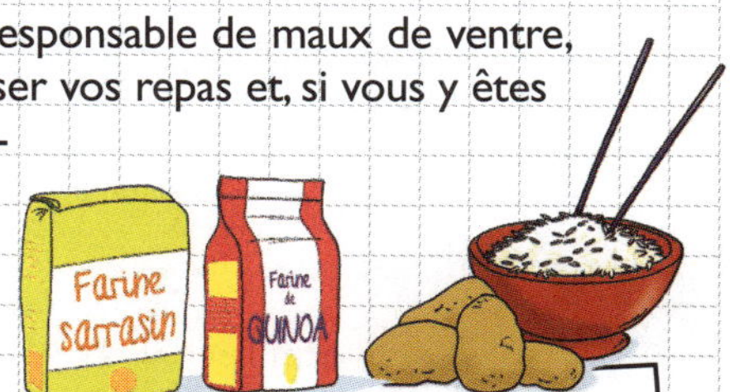

Comment distinguer les différents types de farine ?

Plus le nombre après le T est élevé, plus la farine est complète.
Farine raffinée : T45 à 65.
Farine complète : T110 à T150.
Farine semi-complète : T80.

7. Je me jette à l'eau

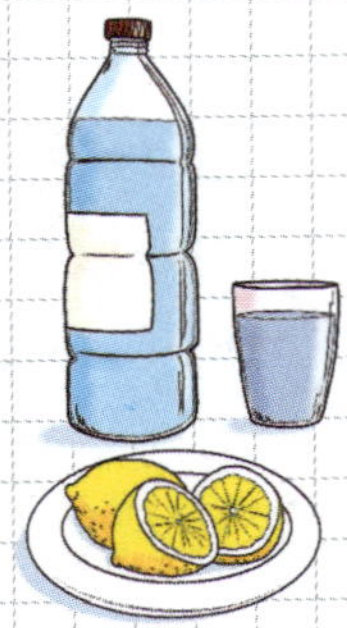

Pensez à boire beaucoup dans la journée, une eau prise à petites gorgées tranquilles afin de ménager votre estomac. Même si vous buvez des tisanes ou du thé, réservez tous les jours une place de choix à une importante quantité d'eau pure. Toutes vos cellules en ont besoin pour fonctionner correctement, sans compter que l'eau est un atout majeur de la purification. N'attendez pas d'avoir soif pour boire sans précipitation et choisissez une eau de source faiblement minéralisée ou de l'eau filtrée.

Bon réflexe n° 7 : À mon réveil, je bois lentement un grand verre d'eau tiède ou à température ambiante. Pour souligner ses capacités de nettoyage interne, je presse de temps en temps un filet de citron dans mon verre. Je programme 8 à 12 verres d'eau au cours de la journée, mais j'évite de boire beaucoup durant les repas.

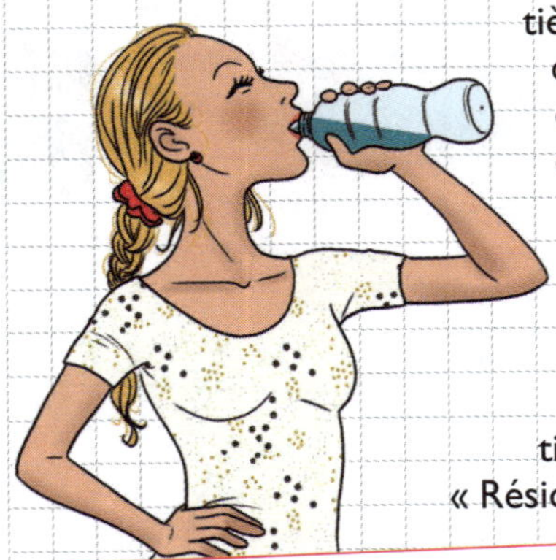

Astuce : Pour le bon équilibre de vos reins, l'eau que vous buvez quotidiennement ne devrait pas renfermer plus de 500 mg/l de minéraux ; les puristes recommandent même moins de 150 mg/l. Pour vous repérer, la minéralisation est inscrite sur l'étiquette des bouteilles sous la mention « Résidus à sec ».

Je fais le point !

Je note quels sont les aliments toxiques que je consomme souvent en excès…
Par exemple, les sodas.

....

....

Je note les aliments que je dois ajouter impérativement dans mon panier détox…
Par exemple, des légumes frais.

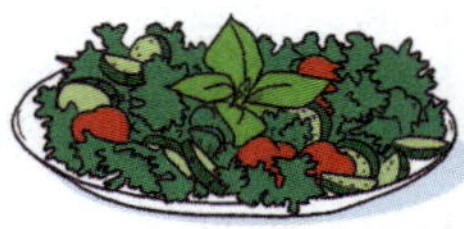

....

....

Je note le bon réflexe et la bonne résolution sur lesquels je dois porter en priorité mes efforts…
Par exemple, prendre le temps de mastiquer les aliments.

....

....

8. J'apprivoise le stress

Il ne sert à rien de manger des aliments sains si vous vous sentez constamment sous pression ou en manque de sommeil. Votre corps est un tout qu'il faut choyer globalement ! Le stress est une importante source d'acidification et de toxines invisibles. En outre, il freine les processus naturels de détoxification. Prenez les devants et jouez à fond la carte de la prévention pour éviter d'avoir à en réparer les effets.

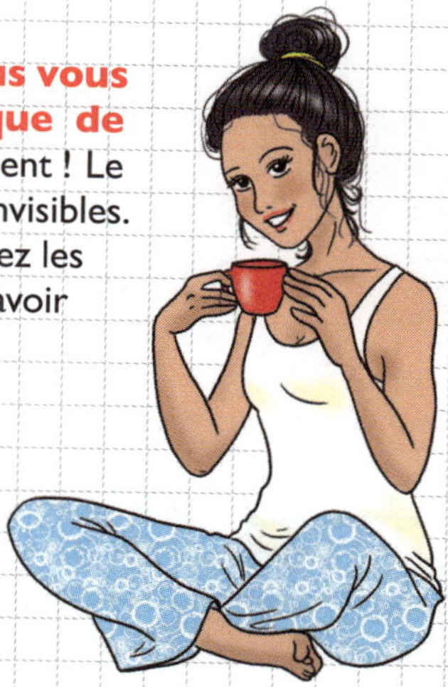

Soyez bienveillante avec vous-même, pratiquez le yoga pour vous aider efficacement dans votre détox, et essayez aussi d'autres stratagèmes qui pourront optimiser votre bien-être. Dans le genre élémentaire, marchez tous les jours sans exception, car la marche en relançant la circulation sanguine et lymphatique active également les processus d'élimination.

Pensez aussi aux huiles essentielles apaisantes : la mandarine (*Citrus reticulata*), l'orange douce (*Citrus sinensis*), la lavande (*Lavandula angustifolia*) ou le petit-grain bigarade (*Citrus aurentium* var. *amara*). Gardez un flacon sur votre bureau, un autre dans votre sac ou dans votre chambre, et sortez-les régulièrement pour respirer leur parfum. Mine de rien, les molécules aromatiques se faufilent jusqu'à la partie la plus profonde du cerveau, équilibrent les tensions nerveuses et effacent le trop-plein d'activité mentale. Respirer leur parfum est certainement la façon la plus simple de les utiliser.

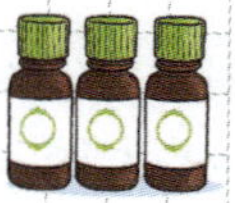

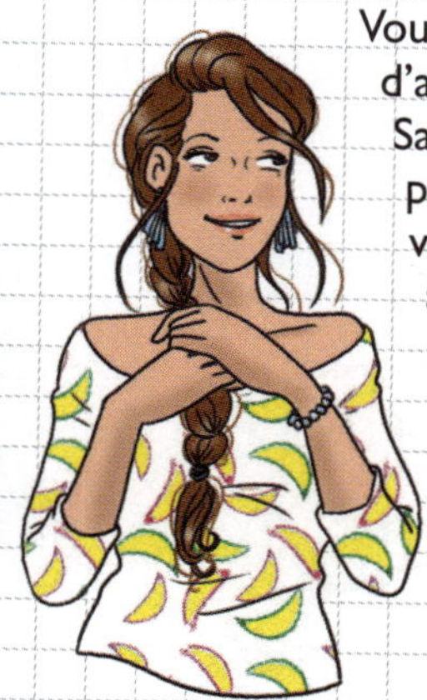

Vous pouvez aussi en diluer 5 gouttes dans 1 cuillerée à soupe d'huile d'amande douce et faire une pause détente en vous massant les pieds avec. Sans être experte en massage, tentez l'expérience : imprégnez la plante du pied avec votre huile odorante, faites des gestes enveloppants sur toute la voûte plantaire, puis passez aux orteils, étirez-les avec douceur, et finissez avec des cercles sur le dessus du pied et autour de la cheville.

Bon réflexe n° 8 : Je choisis l'huile essentielle antistress dont le parfum me plaît, et je décide de créer quatre ou cinq havres de paix dans la journée pour la respirer. Je prends un moment de calme, je dépose 2 à 3 gouttes sur les plis de la face interne de mes poignets. Je frotte mes poignets l'un contre l'autre et je joins mes mains. Je ferme les yeux et, le nez entre les poignets, j'hume le parfum, en respirant ainsi profondément pendant 1 minute au minimum.

9. J'assainis l'air

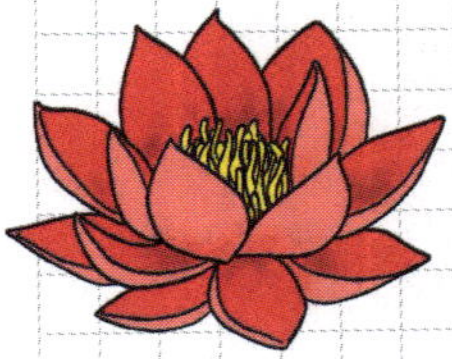

Hélas ! la pollution est présente aujourd'hui à peu près partout sur la planète. Et, que vous le vouliez ou non, vous êtes nécessairement exposée aux produits toxiques que vous respirez. S'en préserver complètement est impossible. Toutefois, vous pouvez facilement prendre certaines mesures qui vous mettent efficacement à l'abri de quelques-uns d'entre eux.

A priori, vous pourriez être tentée de croire que, chez vous, vous êtes protégée de la pollution. Mais, en réalité, l'air intérieur est saturé de miasmes en suspension, et cela dans des proportions beaucoup plus inquiétantes que dans la rue. La liste des sources de pollution intérieure est très longue : un peu de restes de polluants extérieurs, peut-être du tabac ou de l'encens, sûrement des moisissures, des acariens ou différents allergènes, des résidus de produits d'entretien, et toutes les émanations des matériaux de construction, des peintures, des colles, des meubles, des tissus, des objets, etc. Un vrai bocal de pollution dans lequel vous passez la majorité de votre temps !

Première précaution à prendre si vous souhaitez rénover votre maison, ayez le réflexe éco-produits et choisissez des matériaux sains : pas d'aggloméré mais du bois brut, de la peinture à l'eau sans solvant, des textiles naturels, etc. Côté ménage, préférez les nettoyants écologiques simples à base de bicarbonate de soude ou de vinaigre blanc, et évitez les désodorisants, les insecticides ou les bougies parfumées.

Bon réflexe n° 9 : J'ouvre en grand les fenêtres matin et soir durant une dizaine de minutes, je respire mieux, et cela est suffisant pour renouveler l'air intérieur jusque dans les moindres recoins de ma maison !

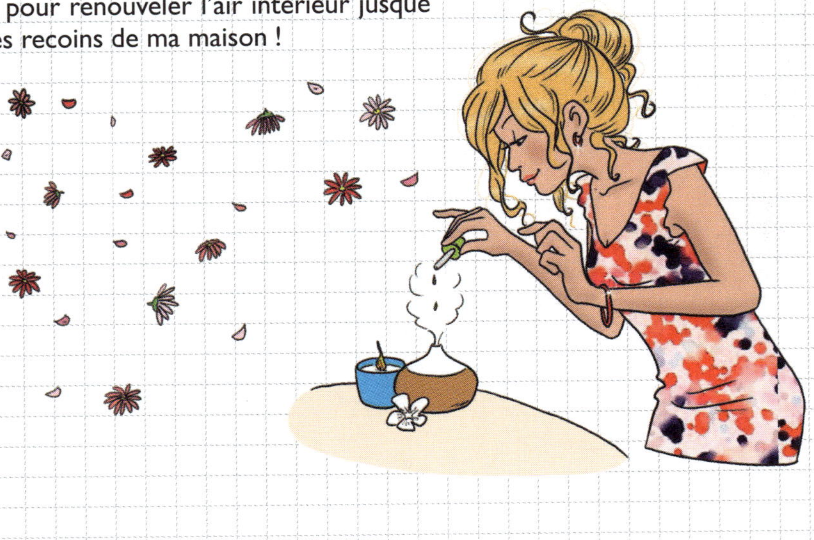

10. Je cherche le naturel pour ma peau

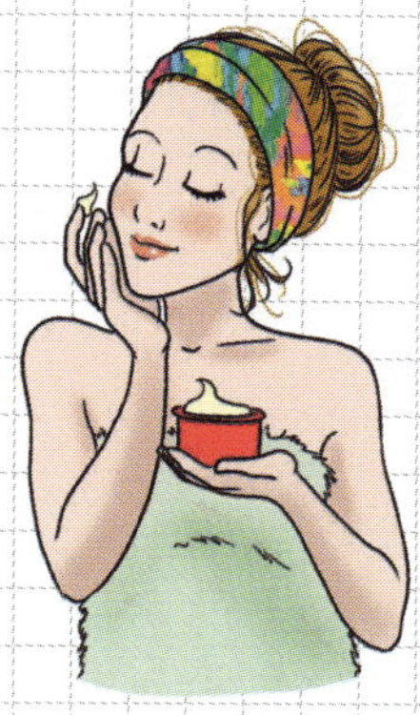

La détox attitude atteint aussi votre salle de bains ! Et il pourrait y avoir du tri à faire… car comment pourriez-vous continuer à mettre votre peau au contact de produits aux ingrédients synthétiques ou issus de la pétrochimie tout en voulant vous purifier des polluants ? Cela n'aurait pas de sens, d'autant qu'il est simple de faire d'autres choix et de limiter le nombre de molécules toxiques dans son environnement.

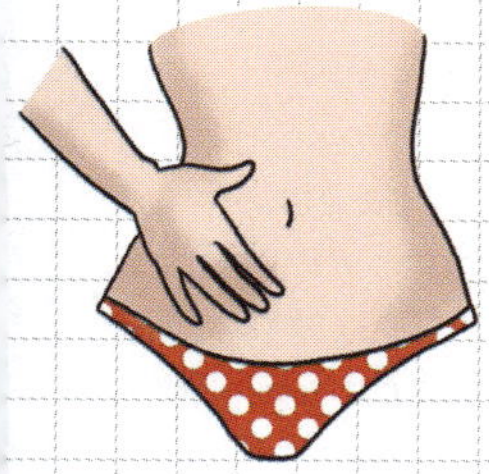

Pour commencer, point trop n'en faut. Votre peau n'a pas besoin d'une telle panoplie de produits : un nettoyant doux et un soin hydratant et protecteur seront parfaits pour votre visage. Un savon et un shampooing, un déo et un dentifrice naturels, un peu de maquillage et, éventuellement, un parfum compléteront votre trousse. Fuyez les fausses promesses des publicités et optez pour des produits bio, garantis sans produits polémiques pour la santé ou l'environnement !

Bon réflexe n° 10 : Pour me simplifier la vie, je choisis des cosmétiques qui ne comprennent aucun ingrédient fâcheux… Pour les reconnaître, je vérifie qu'ils comportent bien un label sur l'emballage : Cosmebio, Ecocert, Natrue, BDIH, Nature et Progrès, Soil ou « Mention Slow Cosmétique ».

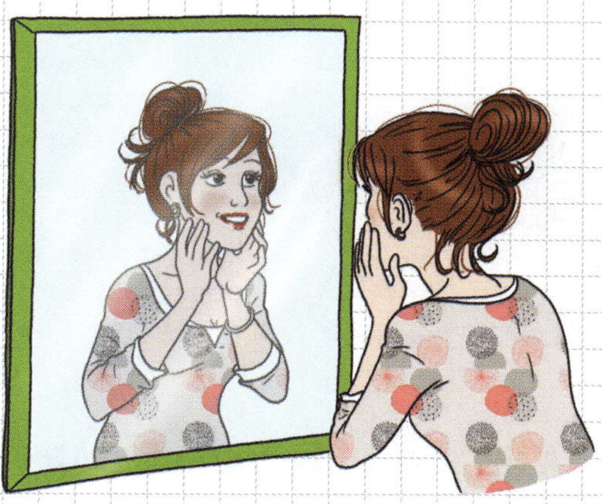

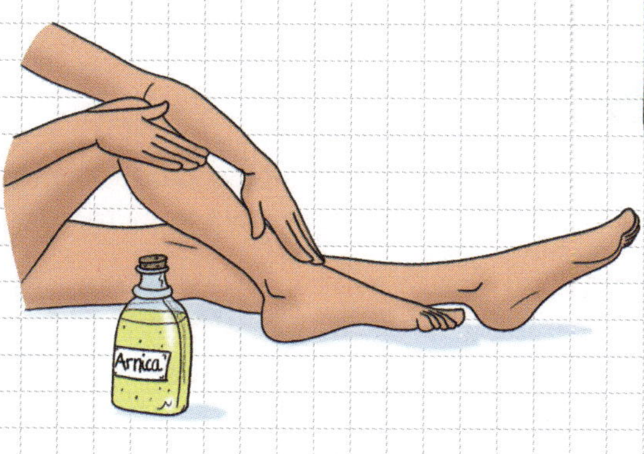

Chapitre 3

Petit guide pour bien débuter le yoga

Ça y est, vous êtes prête à vous mettre au yoga ? Avant de dérouler votre tapis et de découvrir les bienfaits d'une séance sur le corps et le mental, il y a quelques informations dont vous aurez besoin, qui vous éviteront de tâtonner et de vous sentir perdue.

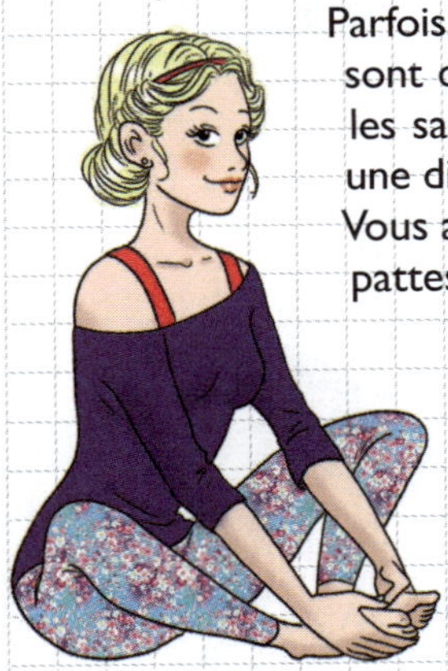

Parfois, la pratique des postures peut paraître étrange, tant les propositions sont différentes de ce que vous avez connu dans les cours de gym ou dans les salles de sport. C'est normal, puisque le yoga n'est pas un sport ! C'est une discipline globale, un véritable outil pour harmoniser le corps et l'esprit. Vous avez peur de ne pas vous trouver gracieuse en vous installant à quatre pattes les fesses pointées en l'air ? C'est normal, et pourtant ça fait un bien fou ! Les postures résultent d'une profonde connaissance du fonctionnement du corps, de l'anatomie et de la circulation des énergies, si bien que vous pourriez aussi vous amuser sur un tapis de yoga. Comme de nombreuses fausses idées circulent sur le yoga, autant démystifier les choses de suite et vous donner tous les conseils pour vous accompagner pas à pas et progresser dans votre pratique !

Le yoga et moi, une histoire d'amour ?

Enthousiaste ou dubitative, comment allez-vous vivre l'expérience du yoga ? Répondez rapidement à ces questions pour le savoir (vous pouvez cocher autant de réponses que vous le souhaitez)…

Comment souhaiteriez-vous faire travailler votre corps ?

- ❑ En l'allongeant ?
- ❑ En l'affinant ?
- ❑ En le tonifiant ?
- ❑ En le renforçant ?

Qu'aimeriez-vous que le yoga vous apporte en priorité ?

- ❑ Une façon de me vider la tête.
- ❑ Des kilos en moins.
- ❑ Plus de souplesse.
- ❑ Du *fun* et des sensations.

Côté souplesse, où en êtes-vous ?

- ❑ Je suis très souple et je m'asseois en lotus dès que possible.
- ❑ Souple, je touche mes orteils en me penchant lorsque je suis debout.
- ❑ Pas vraiment souple, j'ai du mal à m'asseoir en tailleur.
- ❑ Au secours, je suis raide comme un piquet !

Quel est votre état d'esprit actuellement ?

- ❑ Je me réveille le matin en ayant la sensation qu'il me manque quelque chose.
- ❑ J'aimerais me sentir plus libre de suivre mes désirs profonds.
- ❑ C'est encore un peu flou et je cherche à découvrir ce qui me fait réellement vibrer.
- ❑ C'est important pour moi de me dépasser et d'explorer tout mon potentiel.

Quelle est votre philosophie de vie ?

- ❑ Je veux être créatrice de ma vie et poursuivre mes rêves les plus fous.
- ❑ Être connectée aux autres, mais surtout à moi-même.
- ❑ Vivre le plus souvent possible des moments inoubliables.
- ❑ La vie est une aventure excitante qui réserve chaque jour une part d'inconnu.

Vous avez coché moins de 10 cases : Vous avez besoin de temps pour développer une connexion intime avec vous-même ou relier votre corps et votre esprit. Le yoga va vous permettre d'accueillir de nouvelles perspectives et vous donner le plein d'inspiration qui générera un flot d'idées créatrices.

Vous avez coché plus de 10 cases : Attention, le risque que vous deveniez dépendante au yoga est très élevé ! Vous voilà avertie, vous risquez de vivre une des expériences les plus transformatrices de votre vie !

Il existe plein de bonnes raisons qui vous amènent à commencer la pratique du yoga : l'envie de mieux gérer les situations de stress, de vous assouplir, de perdre du poids, de canaliser vos émotions, etc. Cela peut paraître étonnant, pourtant, quels que soient vos besoins, le yoga pourrait répondre à chacun d'eux, formidablement ! En réalité, peu importe pourquoi vous avez choisi de débuter le yoga. Au bout de quelques séances, vous allez observer les sentiments que cela vous inspire et peut-être avoir la surprise de découvrir des répercussions sur votre vie, différentes de ce que vous imaginiez. Sa pratique permet indubitablement d'améliorer vos capacités physiques, de vous décomplexer de vos petits soucis, d'améliorer votre concentration et d'éveiller vos sensations, sans vous mettre la pression. Et tout cela fait grand bien à l'esprit. Les bienfaits sont ressentis progressivement et demandent un peu d'assiduité. Mais quand vous ferez le bilan, vous réaliserez probablement que le yoga a non seulement corrigé vos premières faiblesses et permis de vous approcher de votre but, mais vous a aussi entraînée dans un cercle vertueux en influençant positivement tous les aspects de votre vie. Alors, laissez-vous surprendre…

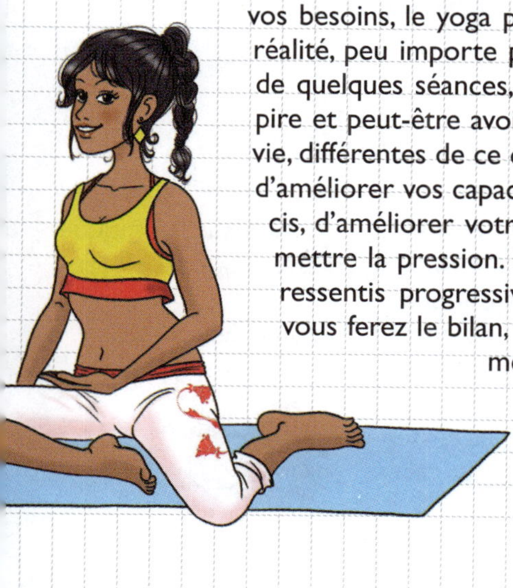

Une brève histoire du yoga

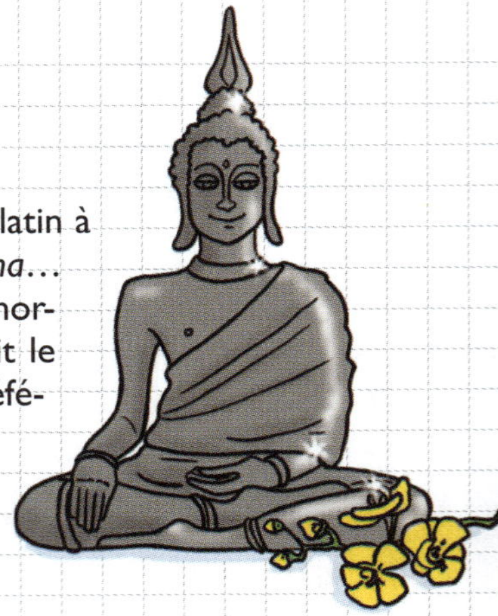

En vous intéressant au yoga, vous en avez sûrement perdu votre latin à voir défiler des noms étranges comme *asana, pranayama* ou *karma*… S'ils n'évoquent pas grand-chose pour vous, rassurez-vous, c'est normal, c'est du sanskrit, la langue ancienne dans laquelle a été écrit le recueil de textes vieux de 2 000 ans et considéré comme la référence du yoga : les *Yoga Sutras* de Patanjali. Le sanskrit est toujours une des langues officielles de l'Inde, mais seuls certains érudits la parlent encore. Comme le latin en Occident, il est utilisé comme une langue religieuse et littéraire.

Le yoga a une longue histoire derrière lui, bien antérieure aux textes des *Yoga Sutras*. Il serait né il y a 5 000 ans dans le Nord de l'Inde, mis au point par des sages hindous, et ensuite transmis oralement de maîtres à disciples. Le terme *yoga* a pour racine le mot sanskrit *yug*, qui possède plusieurs significations : « joindre », « réunir » ou « discipliner ». On comprend qu'à l'origine, à travers le yoga, les anciens ascètes indiens ont cherché à harmoniser le corps, l'esprit et l'âme dans une quête spirituelle. Leur objectif était non seulement d'être bien avec eux-mêmes, mais d'approcher l'Être et de fusionner la conscience individuelle avec l'Univers, autrement dit d'aller à la rencontre du Divin.

À travers les siècles, le yoga a évolué et s'est ramifié en plusieurs styles. C'est pour cela qu'il n'existe pas aujourd'hui une seule manière de faire du yoga. Parfois, il est enseigné comme une méthode proche de la gymnastique douce, destinée à améliorer la forme physique ; d'autres fois, comme la voie vers une spiritualité un peu étrange. Entre ces deux extrêmes, il y a une quantité d'approches incroyables mais qui ont toutes un seul et même objectif : apprivoiser son espace intérieur et cheminer vers l'unité. Chacune d'elles met l'accent sur un aspect particulier pour y parvenir : la méditation, l'étude des textes anciens, les chants sacrés, la dévotion, les postures, etc.

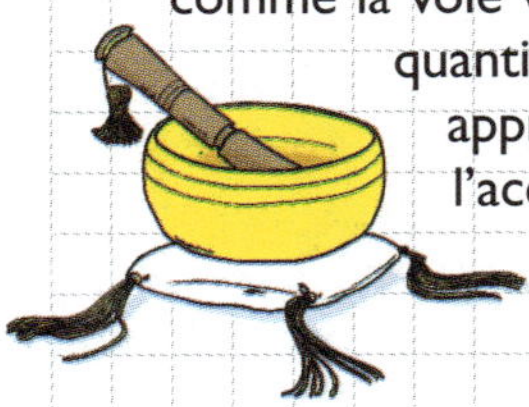

Le hatha yoga : le juste équilibre

Le hatha yoga, le « yoga des postures », est le plus connu de tous. Il se focalise sur la pratique de votre instrument le plus précieux, votre corps, comme moyen de transformation. Le corps est le point de départ d'un travail physique, mental et émotionnel.
C'est un yoga doux, qui comprend un enchaînement de postures traditionnelles (les *asanas*), certaines aisées, d'autres plus exigeantes, tenues sur une ou plusieurs respirations, les postures étant toujours connectées au souffle (le *pranayama*). L'attention demeure centrée sur les ressentis physiques, et la prise de conscience du corps prépare au calme intérieur.

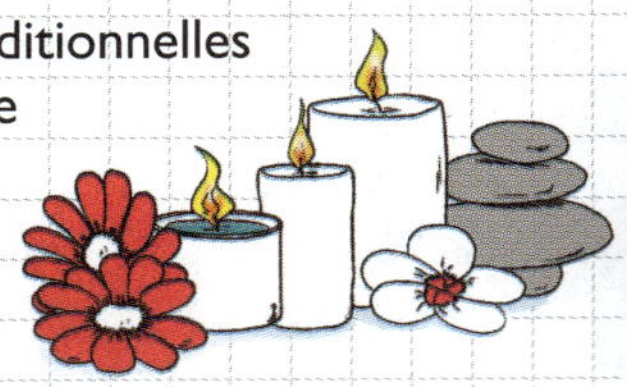

En sanskrit, *ha* signifie « soleil » et *tha*, « lune », ce qui symbolise l'union de l'énergie masculine (active, chaude) et de l'énergie féminine (réceptive, froide) présentes en chacun et chacune. Entre ces opposés, le hatha yoga recherche l'équilibre : corps/esprit, force/souplesse, effort/lâcher-prise, inspiration/expiration.

Mais *hatha* veut aussi dire « effort soutenu ». Eh oui ! vous ne pouvez pas vous engager dans le yoga sans une autodiscipline nécessaire à la maîtrise des postures. C'est aussi une école de la persévérance… Mais vous n'allez pas vous plaindre de prendre du temps pour vous faire du bien ! Car le jeu en vaut vraiment la chandelle, vous allez voir. Vous serez très heureuse d'avoir fait une action concrète pour améliorer votre bien-être et votre santé globale.

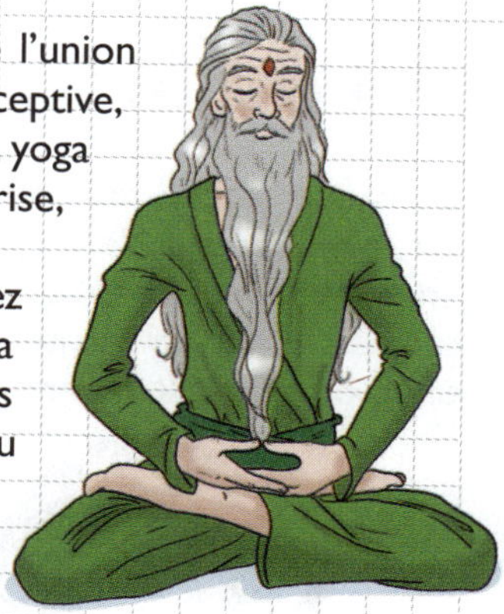

Plus de 84 000 postures existent !

Dans la tradition hindoue, le dieu Shiva aurait enseigné à son épouse Parvati un nombre infini de postures, dont 84 000 seraient à connaître. Pas de panique, c'est un chiffre symbolique, et cette multiplicité montre les infinies possibilités des postures pour s'adapter à chacune. Dans ce cahier, vous en découvrirez une vingtaine au fil des pages, ce sont des postures fondamentales et leur exploration fera déjà de vous une *yogini* accomplie (*yogini* est le féminin de *yogi* et désigne une pratiquante de yoga).

Beaucoup de postures portent le nom d'animaux (le cobra ou le chat) ; elles s'inspirent de la façon dont ces êtres vivants se positionnent ou utilisent instinctivement leur corps. D'autres sont plus prosaïquement nommées selon la configuration du corps dans l'espace (l'arc ou le triangle). Certaines sont toniques et renforcent l'énergie, d'autres sont relaxantes et libèrent les tensions musculaires.

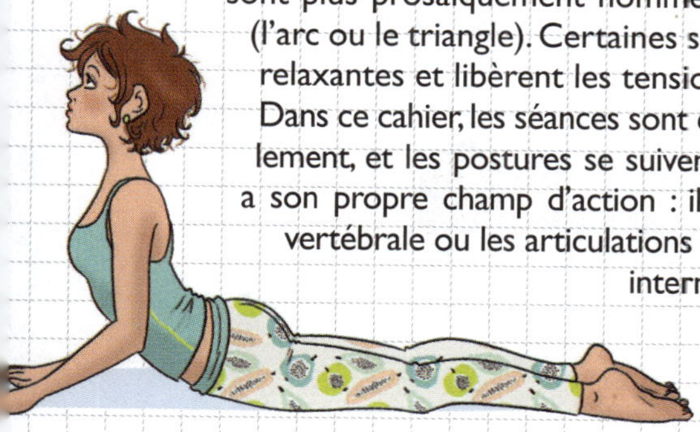

Dans ce cahier, les séances sont conçues de façon que le corps soit préparé graduellement, et les postures se suivent dans un cheminement intelligent. Chacune a son propre champ d'action : il y a celles qui agissent sur la colonne vertébrale ou les articulations des hanches, d'autres sur les organes internes, etc. Mais souvenez-vous que ce n'est pas tant le nombre de postures qui est important que la qualité de leur réalisation.

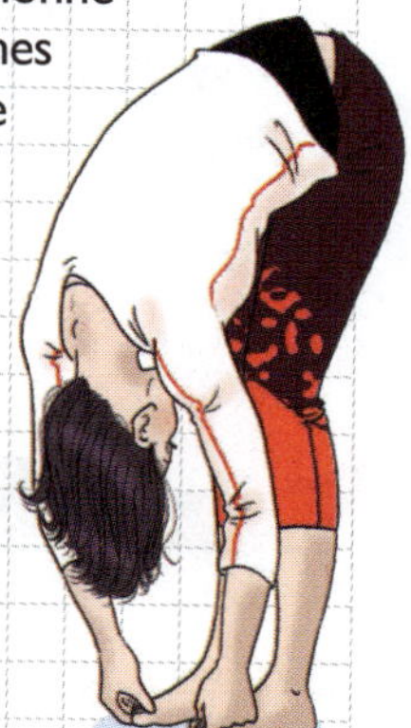

Je ne suis pas très souple, comment faire ?

Justement, le yoga vous fera beaucoup de bien ! Les postures donnent souvent au corps une forme inusitée, très éloignée des mouvements habituels, ce qui sollicite différemment les muscles, étire les ligaments et libère les articulations. Peu à peu, la mobilité du dos, des hanches ou des épaules s'améliore. Mais ce n'est pas la souplesse qui fera de vous une *yogini* véritable… sinon, un singe serait sûrement un excellent yogi ! L'important est de rester présente à vous-même dans votre pratique.

Mon conseil : vous avez un excellent outil pour vous décrisper et évacuer les tensions, c'est la respiration. Apprenez à expirer tout en lâchant prise…

Les familles de postures

Dans une séance, les postures s'équilibrent et s'enchaînent suivant une logique qui s'appuie sur la physiologie de l'organisme. Elles dépendent les unes des autres, et ce canevas permet un développement progressif des effets sur le corps et l'esprit. En douceur, dans la pratique successive des différentes familles de postures, votre corps s'étire, les muscles se relâchent, tout votre être se détend…

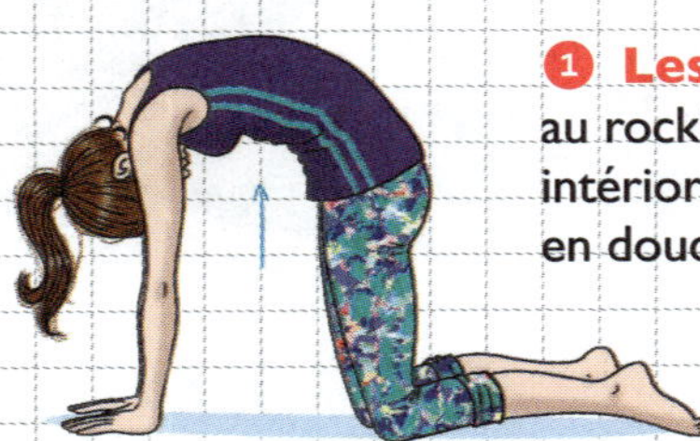

1 Les postures de mise à niveau (préparation au rocking, posture du chat ou salutation au soleil) vous intériorisent et préparent vos principales articulations en douceur.

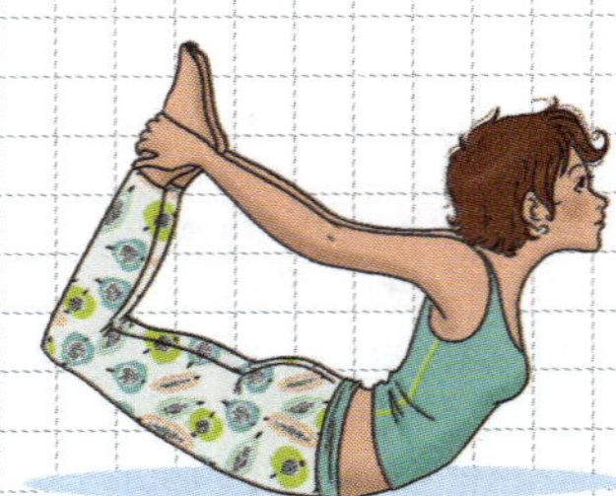

2 Les postures sur le ventre (arc, sauterelle ou cobra) ouvrent votre cage thoracique pour mieux respirer.

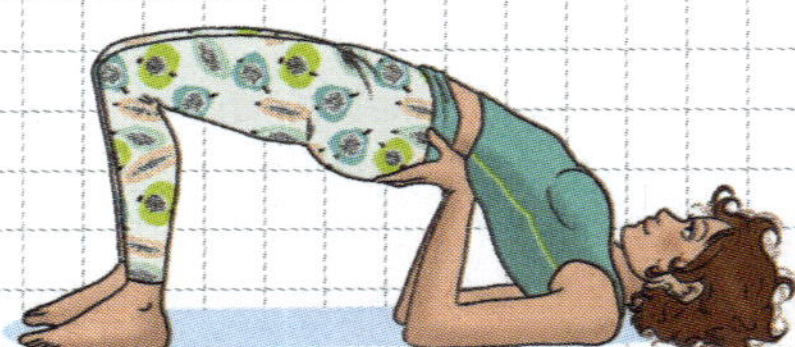

3 Les postures inversées (demi-pont, table ou déclive) allègent vos jambes pour obtenir une meilleure circulation sanguine.

4 Les pinces (pince latérale ou en avant) travaillent l'articulation des hanches et étirent la colonne vertébrale

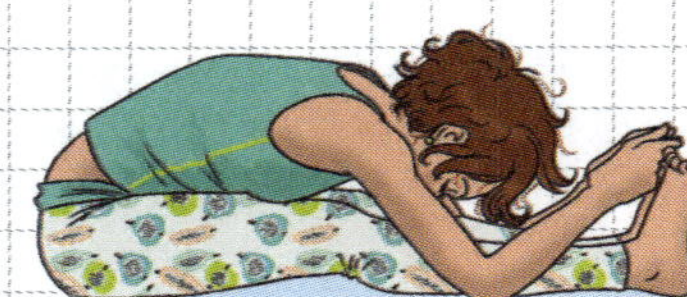

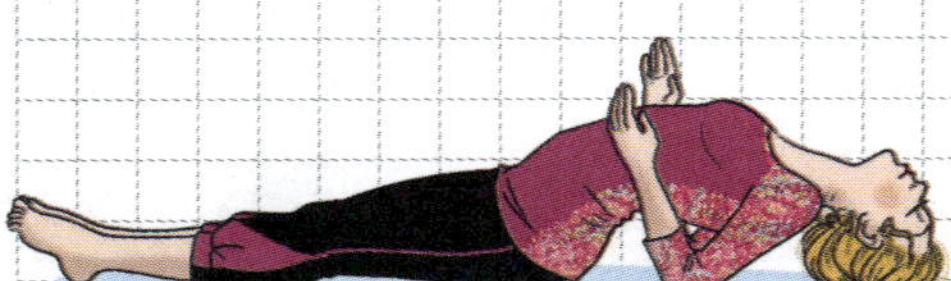

5 Les poissons (en tailleur, renversé, etc.) ou **les yoga mudras** (en diamant, en grenouille, etc.) calment le flux des pensées et rééquilibrent la musculature.

6 Les postures finales facilitent le lâcher-prise (torsion au sol, matsyendra, etc.) ou stimulent l'énergie (triangle debout, fente, etc.) selon le moment de la journée.

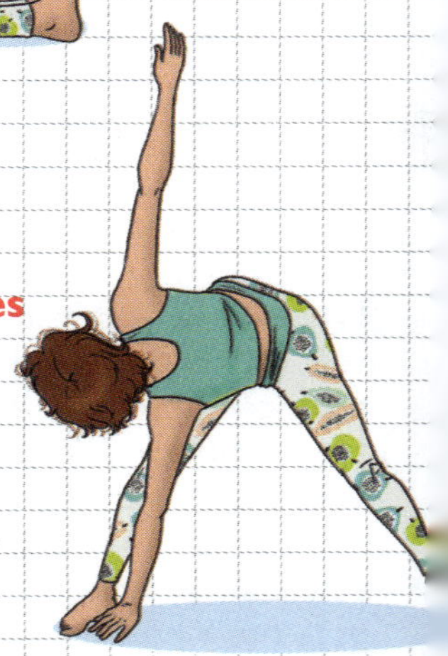

3 points clés à retenir : chaque posture s'installe, se maintient dans la durée mais ne se répète pas

Contrairement à de simples mouvements de gymnastique, les postures sont pratiquées lentement et en conscience. Rien de difficile à cela : une fois que vous commencez à porter votre attention sur vos gestes, tout le reste se met en place facilement.

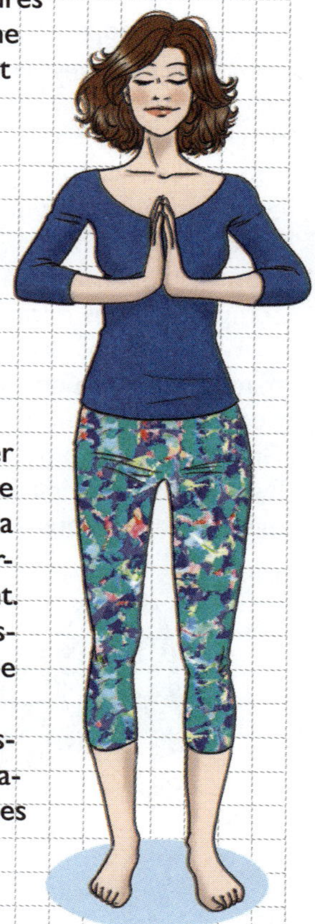

1. L'installation

Soyez attentive, dès l'installation, au positionnement précis du corps. Lisez soigneusement les descriptions car aucun détail n'est superflu afin que vous en retiriez tous les bénéfices.

2. Le maintien dans la durée

Maintenir votre posture dans l'immobilité, c'est aussi expérimenter l'un des enjeux du yoga : apprendre à trouver la position juste entre « fermeté » et « lâcher-prise ». En effet, le soutien de la posture exige la tonicité de certains muscles, mais pour durer, il faut être placée confortablement et détendre les muscles qui ne sont pas sollicités directement. Le fait d'effectuer un travail musculaire statique a de profondes répercussions physiologiques. En prime, la stabilité dans la posture s'accompagne automatiquement de la stabilité du mental.
Certaines postures ne durent que le temps d'une suspension de la respiration non forcée, poumons pleins ou poumons vides, d'autres se pratiquent en respiration constante. Cela est précisé pour chacune d'elles dans les pages suivantes. Ne trichez pas.

3. La non-répétition

Au cours de votre séance, vous ne répétez pas les postures plusieurs fois : vous vous placez, vous maintenez la posture et vous la défaites. Point.
En effet, le yoga ne se définit pas du tout par la répétition du même geste à plusieurs reprises comme dans un cours de gymnastique. Il s'agit plutôt d'effectuer une posture une seule fois et de la maintenir dans la durée.
Expérimentez-le, et ne vous dites pas d'emblée : « Si je ne fais pas bien cette posture, je recommencerai. » Au contraire, intégrez le fait que vous n'allez pas la refaire deux fois de suite, que vous avez droit à un seul essai et qu'il sera le bon. Faites-vous confiance, votre corps et votre cerveau sont intelligents, ils n'ont pas besoin de dessiner un brouillon avant de le faire « en vrai ». Ils trouveront d'eux-mêmes le passage le plus élégant et le moins coûteux pour vous placer correctement dans une posture… Avec, pour sublime avantage, que vous vous sentirez ainsi naturellement, totalement, investie dans votre acte.

Les bienfaits des postures lors d'une détox

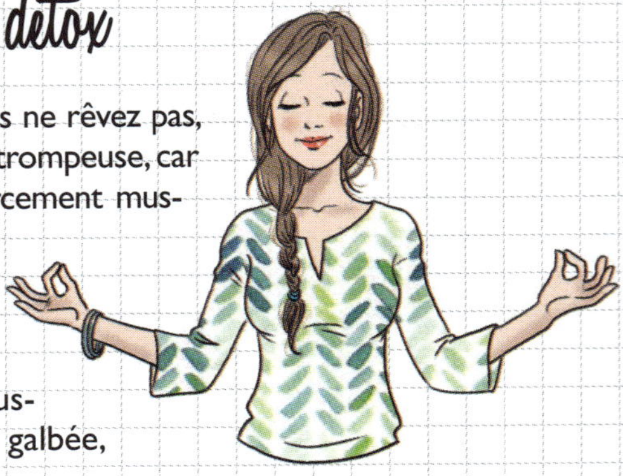

Le yoga est une discipline physique complète. Non, vous ne rêvez pas, le yoga, c'est très physique ! L'immobilité apparente est trompeuse, car tout au long de la séance s'opère un travail de renforcement musculaire profond, et vous risquez d'utiliser des muscles dont vous ne soupçonniez même pas l'existence !

Les postures sollicitent les muscles de façon particulière : ils se contractent pour travailler, mais au lieu de les raccourcir comme si vous faisiez de la musculation, en yoga, vous les étirez. Résultat : vous êtes galbée, et vous vous affinez.

Non visibles mais bien réels, les effets internes sont aussi puissants. Les postures massent ou compressent les organes de la cavité abdominale. Comme la circulation sanguine est stimulée, les organes sont mieux nourris, dynamisés et drainés : le foie, les intestins, les reins, etc. Des réactions en chaîne qui réveillent le métabolisme, stimulent la digestion et l'élimination des toxines, de quoi ajouter un coup de pouce très efficace à votre cure détox. Ce n'est pas rien !

Grâce à la gestion de la respiration, vous ne vous fatiguez pas pendant une séance, au contraire, les postures multiplient le tonus et la vitalité. Testez une séance un jour où vous êtes franchement à plat, et vous verrez la façon dont vous rechargez vos batteries efficacement !

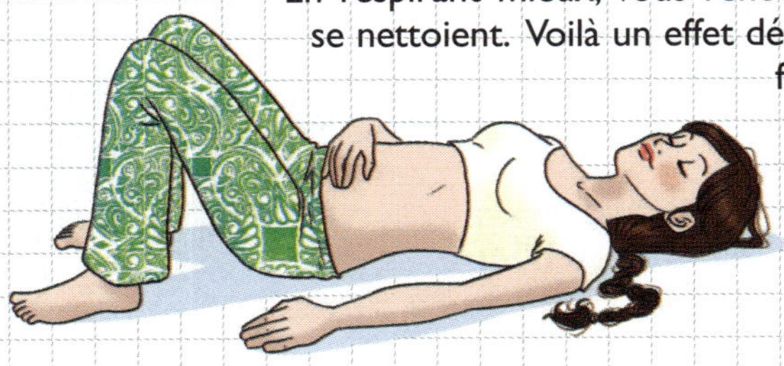

En respirant mieux, vous renouvelez l'air qui habite vos poumons, et ils se nettoient. Voilà un effet détox supplémentaire, mais ce que vous préférerez certainement, c'est de sentir votre système nerveux se réguler au rythme de votre souffle. Vous entrez en connexion avec le moment présent et en ressentez instantanément les effets apaisants.

Conseils pour bien pratiquer en solo

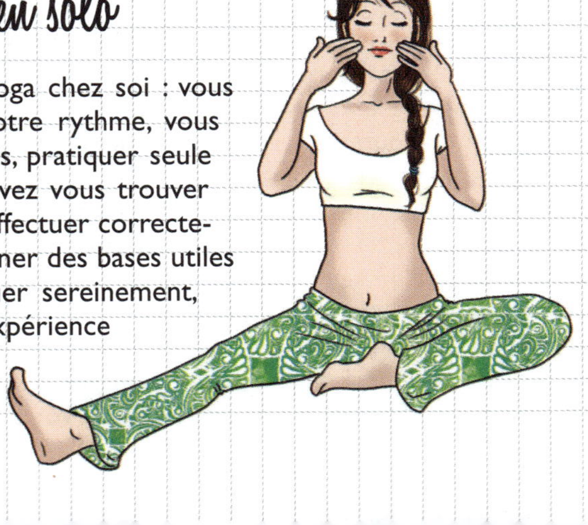

Il y a beaucoup d'avantages à faire du yoga chez soi : vous choisissez votre horaire, vous allez à votre rythme, vous n'avez pas à payer un cours, etc. Toutefois, pratiquer seule n'est pas un exercice facile, et vous pouvez vous trouver déboussolée sans être tout à fait sûre d'effectuer correctement les postures. Ce cahier va vous donner des bases utiles et des indications précises pour pratiquer sereinement, mais il ne pourra jamais remplacer l'expérience d'un cours guidé par un professeur.

Notamment, si vous n'avez jamais fait de yoga ou si vous avez un bobo embêtant, il est plus sage de prendre quelques cours pour débutants avant de vous lancer seule.

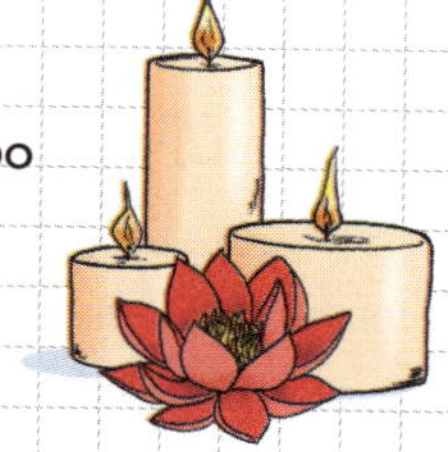

Choisir le meilleur moment

Dans les cures de yoga-détox, on recommande de pratiquer le matin pour bien démarrer la journée, ou en fin de journée pour évacuer les tensions. Mais évidemment, il n'y a aucun inconvénient à faire du yoga à un autre moment. Trouvez l'horaire qui s'adapte le mieux à votre emploi du temps, à votre mental et à votre corps. Seul impératif : ne faites pas de yoga après un repas, donc au moment de la digestion. Respectez un intervalle de repos durant les 2 heures qui suivent une prise alimentaire.

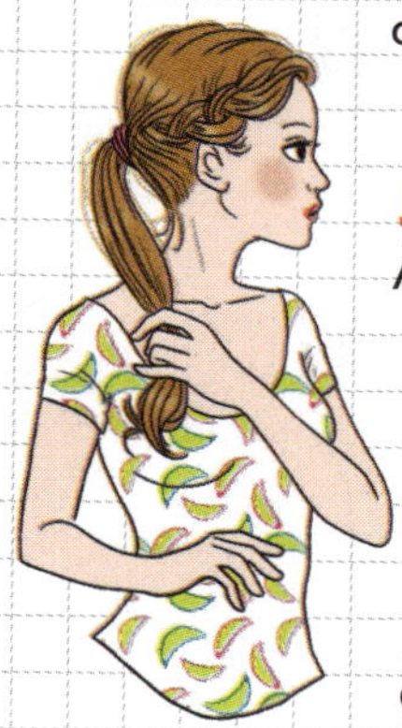

Jamais sans mon tapis !

À l'origine, les yogis s'exerçaient sur la terre battue, mais aujourd'hui, vous trouverez sûrement plus confortable d'avoir un tapis, et plus convenable qu'il soit dans un matériau naturel et recyclable. Au-delà du confort, votre tapis symbolise votre espace personnel, votre bulle de bien-être. Choisissez-le dans une chouette couleur pour vous encourager à le dérouler souvent !

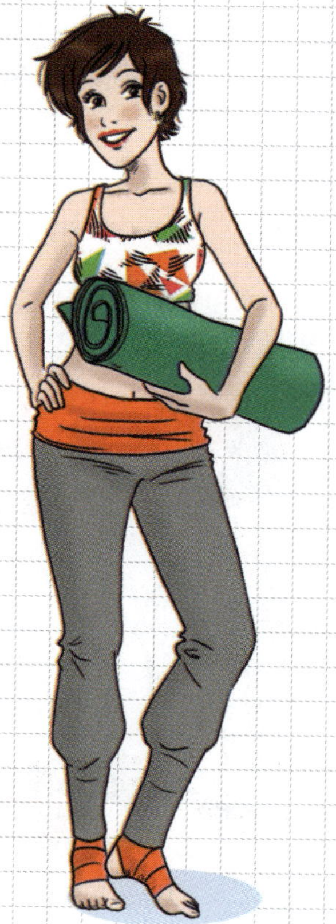

L'habit fait la *yogini*

Même si l'habit ne fait pas le moine, choisissez des vêtements confortables qui ne vous serrent pas à la taille ou autour des articulations et qui soient en matière naturelle (coton, laine ou lin) pour laisser respirer la peau. Optez pour un legging ou un pantalon ample (l'élastique ne doit pas serrer) et préférez une coupe avec une taille haute pour ne pas vous retrouver le nombril à l'air lors de certaines postures. Dans la même optique, un haut près du corps restera plus facilement en place. Dernière recommandation : le yoga se pratique pieds nus ou en chaussettes.

Les 10 commandements pour pratiquer le yoga

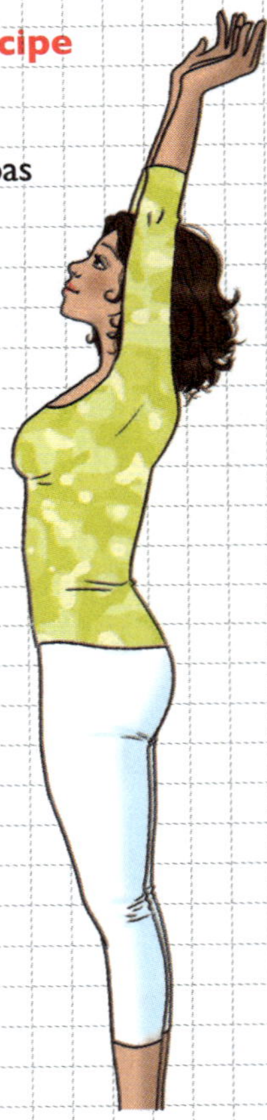

1. Bienveillante envers vous-même vous serez ! **Le premier principe est l'essence même du yoga : la non-violence.**

2. **De vous juger, vous éviterez absolument.** Il n'est pas question ici de performance, de compétition ou d'exploit.

3. **Votre corps vous respecterez.** Partez de là où vous en êtes et ne forcez pas au-delà de vos limites.

4. **De pratiquer si possible les yeux fermés vous essaierez,** pour mieux vous centrer sur vos sensations.

5. **L'intensité à chaque geste vous adapterez.** Pour cela, prenez en compte votre forme du jour.

6. **D'entrer dans la conscience de votre corps vous tenterez, sans vous poser de question !** Essayez de ressentir ce qui se passe en vous durant la posture, puis juste après.

7. **De respirer entre chaque posture, vous prendrez le temps,** afin de réoxygéner vos muscles.

8. **Un moment de calme vous prendrez,** à la fin de votre séance.

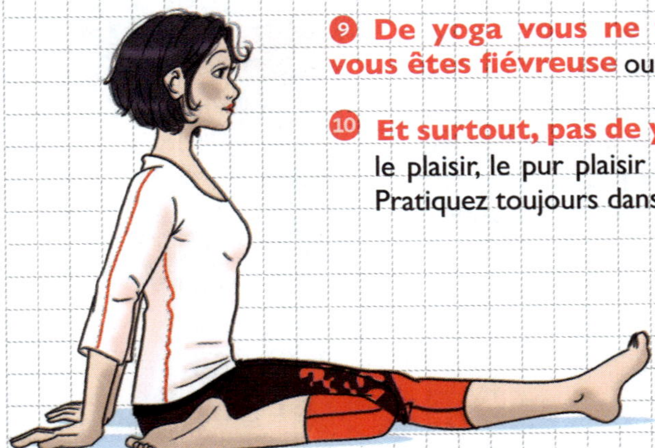

9. **De yoga vous ne ferez pas le jour où vous êtes fiévreuse** ou blessée.

10. **Et surtout, pas de yoga sans *bogha* !** C'est le plaisir, le pur plaisir qui résulte de l'harmonie. Pratiquez toujours dans la joie !

Chapitre 4

J'apprends à bien respirer pour me détoxifier en profondeur

La respiration tient une place très importante dans le yoga. Et pour cause, la respiration, c'est la vie : si vous pouvez survivre quelques semaines sans manger et même quelques jours sans boire, il n'est pas question de vous arrêter de respirer plus de quelques minutes.

Pour les vieux yogis indiens, l'air était avant tout une source d'énergie essentielle, au même titre que la nourriture ou la lumière. En absorbant l'air et en le faisant circuler dans le corps, non seulement ils se maintenaient en bonne santé, mais ils augmentaient aussi leur niveau énergétique.

Bien respirer est un besoin de base, mais prendre conscience de votre respiration apportera une tout autre dimension à votre cure de yoga-détox.

Quand votre respiration se calme, qu'elle devient ample et fluide, vous utilisez pleinement la capacité de vos poumons et vous vous sentez pleine de vie. La respiration est le trait d'union entre votre esprit et votre corps. En renouant avec le rythme d'une respiration profonde, vous bercez votre mental, vous gérez mieux vos émotions, et le bien-être s'installe (presque) tout seul…

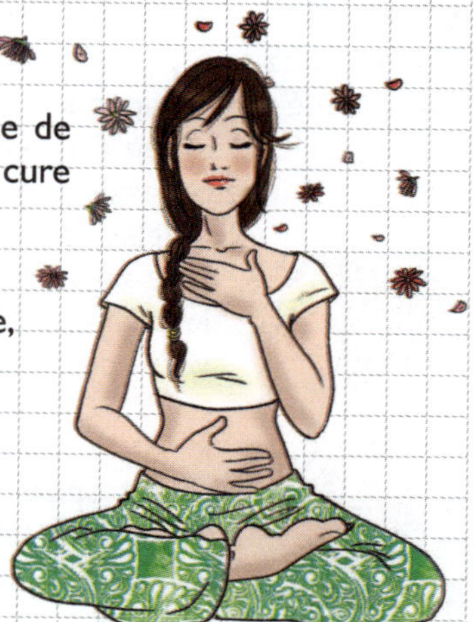

Test : Comment respirez-vous ?

Pour réaliser ce test, regardez droit devant vous et faites deux respirations. Puis, baissez la tête, regardez vers le bas et refaites deux respirations. Maintenant, redressez la tête, **comment vous sentez-vous ?**

Est-ce que votre vue s'est légèrement brouillée ? .... ❑ Oui ❑ Non
Avez-vous inspiré l'air bouche ouverte ? .... ❑ Oui ❑ Non
Avez-vous senti vos épaules se soulever ? .... ❑ Oui ❑ Non
Votre poitrine s'est-elle gonflée ? .... ❑ Oui ❑ Non
Votre ventre est-il resté immobile ? .... ❑ Oui ❑ Non
Votre langue est-elle toujours collée au palais ? .... ❑ Oui ❑ Non
Vos mâchoires sont-elles serrées ? .... ❑ Oui ❑ Non
Sentez-vous les battements de votre cœur ? .... ❑ Oui ❑ Non
Est-ce que vous avez froncé vos sourcils ? .... ❑ Oui ❑ Non
Avez-vous une sensation d'oppression au niveau de la poitrine ? .... ❑ Oui ❑ Non

Faites vos comptes !

Vous avez quatre (ou plus) OUI

Vous respirez sans y penser comme la majorité des personnes. À dire vrai, la respiration est un phénomène automatique si naturel que vous n'avez nul besoin d'y prêter attention. Mais vous emmagasinez très peu d'air, et votre respiration est sans doute courte et superficielle. Pour mieux respirer, la clé est d'engager le diaphragme, le muscle sur lequel reposent vos deux poumons. Les instructions de ce cahier vont vous permettre d'acquérir le savoir-faire nécessaire pour respirer avec aisance et vous procurer tout le bien-être qui en découle. De quoi vous inspirer sereinement et rendre votre détox plus facile...

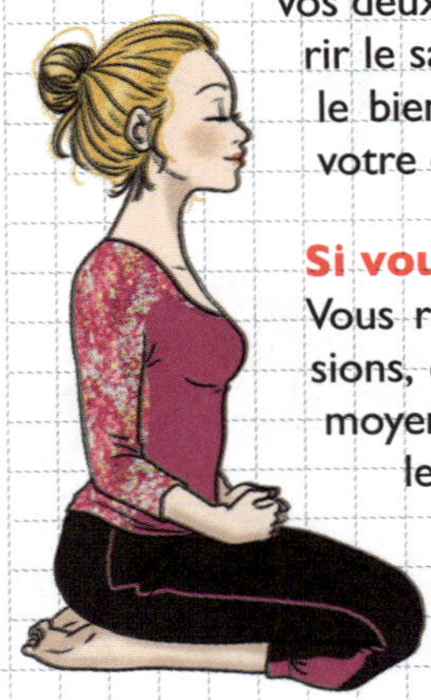

Si vous avez plus de quatre NON

Vous respirez certainement de façon relativement fluide, sans trop de tensions, c'est un bon point de départ. Souffle après souffle, vous inspirez en moyenne 20 000 fois par jour. L'importance de la respiration était telle pour les anciens yogis qu'ils comptaient la durée de vie, non pas en années, mais en nombre de respirations. Autant dire qu'il ne faut pas gaspiller un acte si vital et préférer ralentir le rythme respiratoire. Les postures et les respirations du yoga vous permettent de développer votre potentiel.

Respirez et oxygénez vos organes

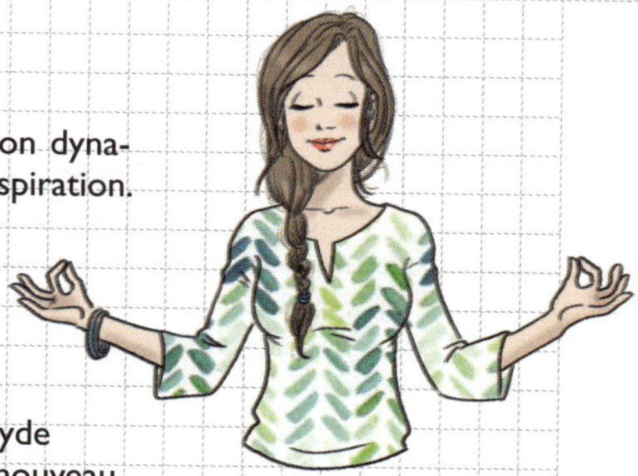

Chaque organe de votre corps, chaque cellule, puise son dynamisme dans les échanges gazeux qui ont lieu grâce à la respiration.
Un bref rappel anatomique : en inspirant, vos poumons se gonflent d'air. Cet air riche en oxygène va descendre au fond des poumons jusqu'aux alvéoles pulmonaires, des petits sacs qui sont en contact avec la circulation sanguine. Là ont lieu les échanges entre l'air et le sang : le sang vient troquer l'air vicié par le dioxyde de carbone rejeté par les cellules contre un plein d'air nouveau riche en oxygène, puis il retourne vers les organes pour le distribuer.
Ainsi, à travers la respiration, vous apportez de l'énergie à chacune de vos cellules, et l'apport correct en oxygène normalise toutes les grandes fonctions du corps : digestion, circulation, immunité, influx nerveux, etc. Vous stimulez également les capacités d'élimination des toxines, celles de vos poumons évidemment, mais aussi celle de vos intestins ou de votre peau.
Bien vous alimenter est un acte primordial car les aliments construisent votre corps, mais le fait de respirer convenablement l'est tout autant pour vos organes : plus il y a d'oxygène, plus vous fortifiez ces derniers…

Le diaphragme met en acte votre respiration profonde

Lorsque vous respirez superficiellement, l'air entre et ressort en coup de vent, vous n'utilisez qu'une toute petite partie de votre système respiratoire, et, très souvent, vous en oubliez de solliciter le diaphragme, le principal muscle de la respiration. Il finit par devenir paresseux, l'air ne pénètre plus jusqu'à la zone d'échanges des alvéoles pulmonaires pour y exercer son troc vital, vos organes n'ont alors plus leur dose d'oxygène.
Le diaphragme est le muscle fin qui forme une large cloison souple et mobile entre le thorax et l'abdomen. Son rôle dans la respiration est fondamental : quand il se contracte, il descend vers le bas, crée un appel d'air dans les poumons, et vous inspirez. Quand il se relâche, il remonte, et vous faites une expiration passive.
Les organes internes sont pressés tout contre lui et ils bougent au rythme de ses contractions. Le cœur posé au-dessus suit son mouvement : à l'inspiration, il descend, puis il remonte à l'expiration. Vous suivez ? C'est un peu technique, mais connaître son corps aide à apprivoiser la respiration. Le foie, l'estomac et tous les viscères sont situés sous le diaphragme et quand celui-ci descend à l'inspiration, ils sont repoussés vers le bas, votre ventre gonfle un peu, puis ils reprennent leur position à l'expiration.
L'exercice régulier de ces pressions rythmées masse doucement vos organes. Voilà comment, en respirant, vous rendez votre ventre tout heureux et apte à bien digérer.

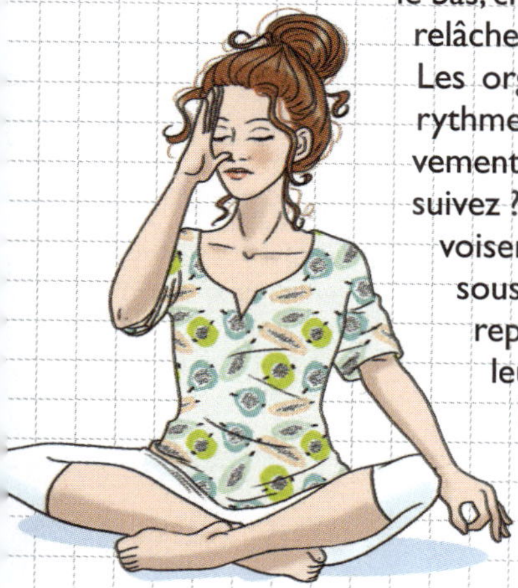

Respirer ? Avec plaisir !

La respiration est aussi le reflet de votre état intérieur. Toute émotion l'impacte et, comme vous le savez, n'importe quelle perturbation mentale est liée à un bouleversement de la respiration. Comment faites-vous lorsque vous devez enfiler un fil dans une aiguille ? Vous vous concentrez et… vous retenez votre souffle, le temps que le fil soit passé dans le trou de l'aiguille ! Comme tout le monde, vous avez tendance à retenir votre respiration dans une situation de stress, même la plus banale. Ou bien votre respiration se rétrécit et devient irrégulière sous l'influence d'une émotion forte. Pourtant, bloquer ou limiter la respiration ne fait qu'amplifier le stress et renforcer les contractures. Mais si les émotions influencent votre respiration, ça marche aussi dans le sens inverse. Réguler votre respiration déteint sur vos émotions ! Avez-vous déjà remarqué combien le simple fait de relâcher votre souffle vous aide à vous détendre et ouvre en douceur les régions contractées ? Respirer calmement et profondément a un effet quasi instantané : le mental se calme et les émotions passent… À vous le plaisir de respirer librement !

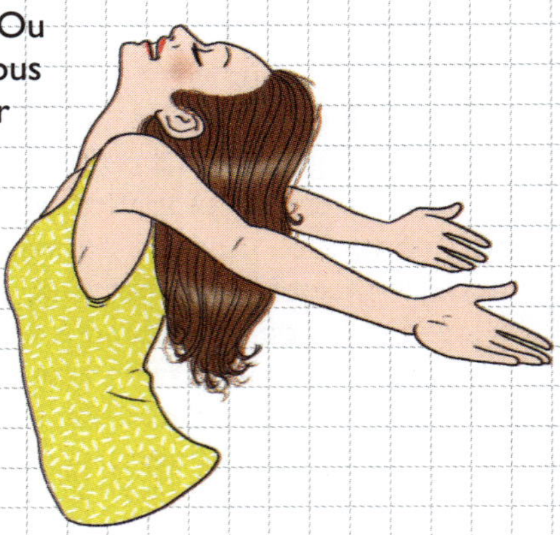

Votre nez est fait pour respirer

L'une des caractéristiques des respirations utilisées dans le yoga est que l'on se sert exclusivement du nez : l'inspiration et l'expiration se font par le nez, bouche fermée. Car le nez comprend un système complet de nettoyage, de désinfection et de conditionnement de l'air. À l'intérieur des fosses nasales, l'air est filtré pour éviter d'introduire des germes ou des particules indésirables, il est légèrement humidifié et même réchauffé avant d'être conduit jusqu'aux poumons. Ainsi, vous respirez un air plus propre que celui que vous avaleriez par la bouche. Autre fait important, c'est à partir du nez que le *prana*, l'énergie vitale, est véhiculée dans le corps.

La pratique de *jala neti*

Pour profiter des merveilleuses capacités de votre nez, pratiquez comme les Indiens le *jala neti*, le nettoyage des narines, à l'aide d'une petite théière spéciale adaptée à la morphologie du nez, le *lota*. Ce geste d'hygiène est aussi parfait en prévention pour vous éviter les troubles infectieux, les rhumes ou les sinusites.

En pratique

Versez de l'eau tiède salée dans le *lota*. Comptez 1 à 1,5 cuillerée à café de fleur de sel pour 40 cl d'eau. Remuez et attendez que le sel soit dissous.
Positionnez-vous au-dessus du lavabo.

Penchez-vous en avant et inclinez la tête à droite. Introduisez l'embout dans la narine gauche, versez doucement l'eau. Elle entre par une narine et ressort par l'autre. Si l'eau coule dans la gorge, modifiez la position de votre tête. Gardez la bouche ouverte et respirez calmement.
Puis passez à la seconde narine.
Après le nettoyage, soufflez doucement par le nez pour chasser l'humidité, mouchez-vous si nécessaire car il est indispensable de bien sécher vos narines.
Le *jala neti* peut être pratiqué tous les jours selon vos besoins.

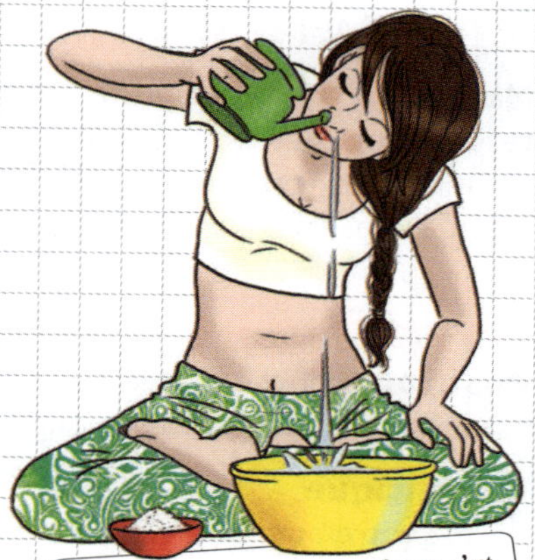

Si l'eau pique vos narines, c'est que la concentration en sel n'est pas adaptée ; testez de nouveau le *jala neti* avec un peu plus ou un peu moins de sel.

Sentez-vous respirer

La respiration tisse toute votre séance de yoga. Tout y est prétexte à vous laisser utiliser vos pleines capacités respiratoires sans effort. Une once de pratique valant mieux que des quantités de théorie, allongez-vous d'abord sur votre tapis et prenez conscience de votre respiration.

Première approche : faites une pause !

Position : allongez-vous sur le dos, le corps aligné, les bras de chaque côté et les jambes étendues.

En pratique

Comment allez-vous maintenant ? Prenez le temps de ressentir votre corps : y a-t-il des tensions ? des picotements ? des sensations agréables ?
Accordez-vous le temps nécessaire pour vous détendre et trouver une neutralité complète du corps. Abandonnez-vous et laissez s'apaiser les battements de votre cœur ou ralentir votre rythme respiratoire.

Ce moment d'immobilité et de silence est nécessaire pour vous couper de vos activités précédentes et vous conduire vers le calme. En préalable à chacune de vos séances de yoga, vous observerez cette pause indispensable pour vous intérioriser.

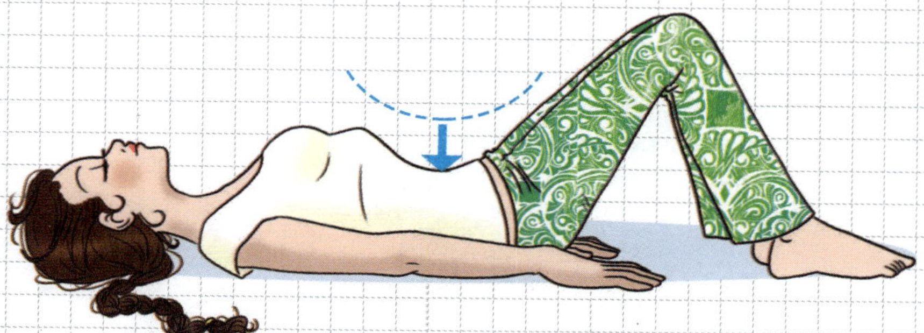

Les respirations de la séance

Maintenant, vous voilà prête à découvrir les respirations ventrales, appelées ici « les petites respirations », et la respiration complète ou « la grande respiration ». Ces respirations rythment vos séances, elles se placent à chaque fois à la fin d'une posture et avant la suivante de façon à vous faire gagner en énergie.

Les petites respirations (ventrales)

Position : allongée sur le dos, genoux pliés et pieds posés à plat ; une main posée légèrement sur le ventre, l'autre bras le long du corps.

En pratique

Portez votre attention vers votre abdomen, inspirez et expirez par le nez, observez-vous. Ressentez le mouvement presque imperceptible de va-et-vient sous vos doigts. En inspirant, votre ventre se soulève légèrement, et lorsque vous expirez, il retombe mollement. Peu à peu, le geste s'amplifie. Ces allers-retours se font sans tension, sans volonté, laissez-les faire simplement.

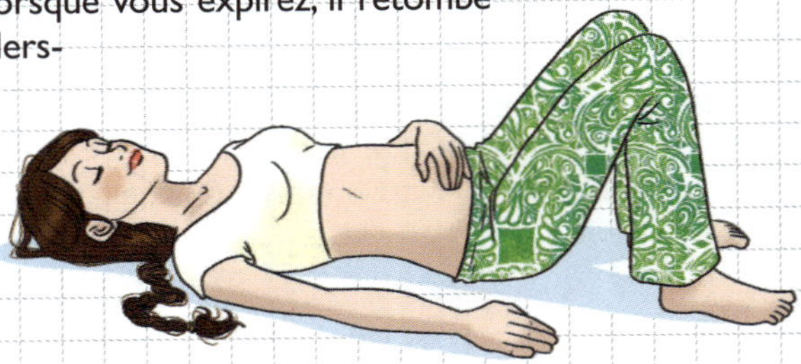

Ça y est, vous êtes en train d'expérimenter la respiration du diaphragme qui accompagne tous les moments de calme.

La grande respiration (complète)

Une fois que le rythme respiratoire de vos petites respirations est bien régulier, vous êtes prête à faire une respiration plus large.

Position : allongée sur le dos, jambes étendues et bras le long du corps, paume des mains tournée vers le plafond.

En pratique

- Commencez à inspirer, sentez que votre ventre se gonfle, et prolongez l'inspiration en ouvrant vos côtes.
- Suspendez le mouvement inspiratoire et gardez l'air en maintenant vos côtes dilatées ; comptez sur vos doigts selon vos possibilités, jusqu'à 5 ou 10, par exemple.
- Expirez très lentement par le nez en laissant retomber la cage thoracique et le ventre, n'utilisez pas vos muscles, laissez faire le mouvement naturel.
- Suspendez le mouvement expiratoire, et comptez de nouveau sur vos doigts pour égaliser la durée des suspensions du souffle.
- Reprenez votre petit va-et-vient naturel.

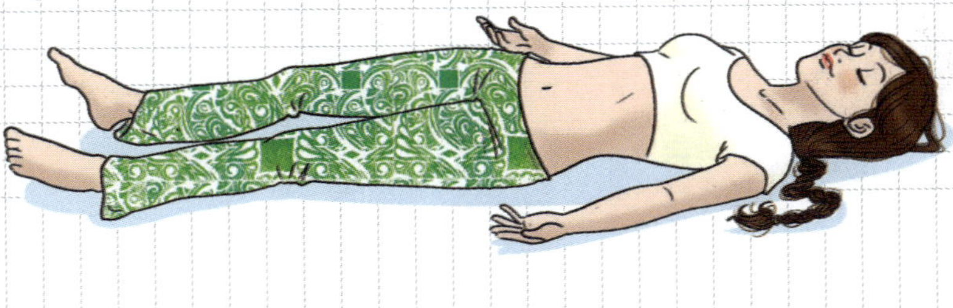

Les temps de silence de cette respiration (les suspensions en fin d'inspiration et en fin d'expiration) doivent être égaux entre eux et ne jamais dépasser 16. Ne forcez pas, ils s'allongeront d'eux-mêmes progressivement.
Avec un peu d'expérience, vous compterez en « carré » : inspir sur 4 secondes, expir sur 8 secondes et temps de suspension sur 16 secondes. N'allez pas trop vite, apprivoisez votre respiration. Si vous vous sentez essoufflée, c'est que vous avez été trop loin dans vos suspensions. **Raccourcissez leur durée afin de trouver votre zone de confort.**

Les respirations de fin de séance

Ces deux formules de respirations se placent à la fin de vos séances de yoga. Pensez à réserver au moins 5 minutes à leur pratique, en prenant votre temps, après vos postures.

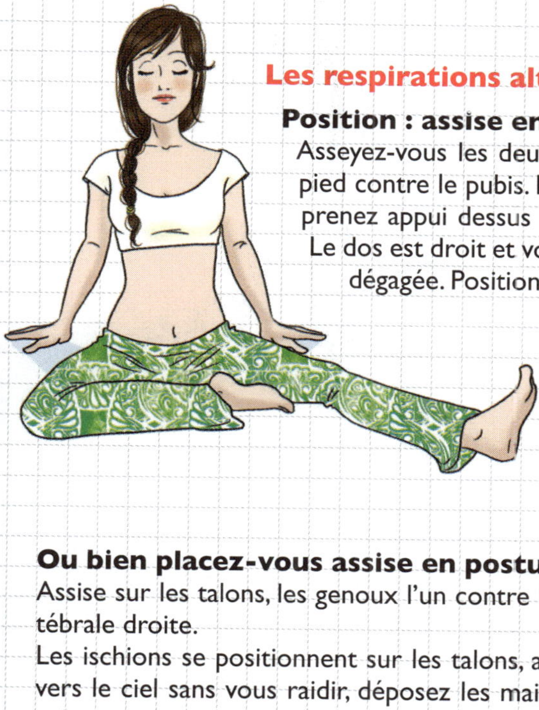

Les respirations alternées lentes

Position : assise en posture de l'élève.
Asseyez-vous les deux jambes écartées, l'une allongée, l'autre repliée, pied contre le pubis. Positionnez les mains au sol en arrière des fesses, prenez appui dessus et autograndissez-vous en poussant sur les bras. Le dos est droit et vous êtes comme « fléchée » verticalement, la taille dégagée. Positionnez la tête dans l'axe de la colonne vertébrale.

Ou bien placez-vous assise en posture du diamant.
Assise sur les talons, les genoux l'un contre l'autre, la colonne vertébrale droite.
Les ischions se positionnent sur les talons, autoagrandissez-vous vers le ciel sans vous raidir, déposez les mains librement sur les cuisses, paumes ouvertes tournées vers le haut, épaules et bras souples. Vous devez vous sentir à la fois étirée vers le haut et détendue.

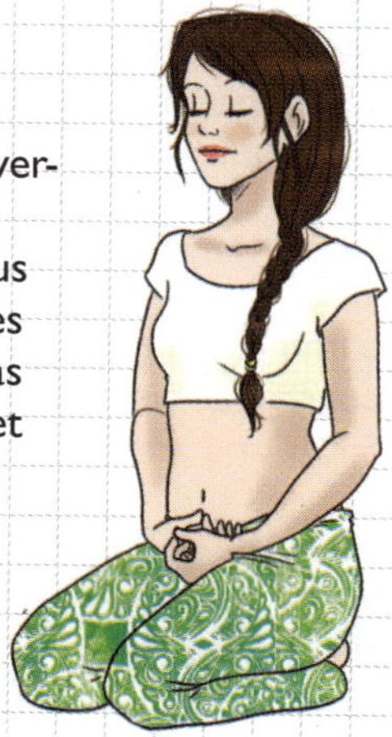

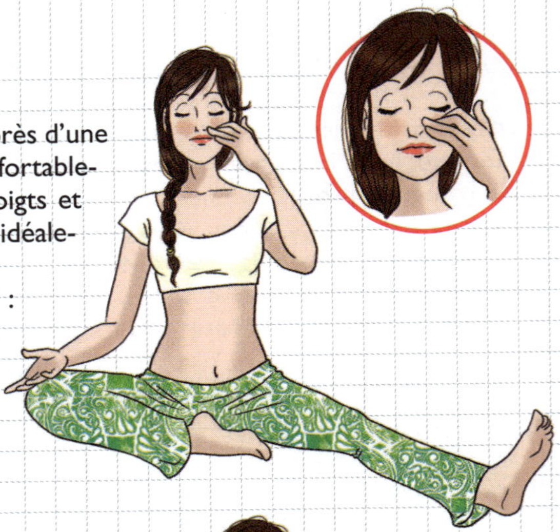

En pratique

- À l'aide d'un ou deux doigts posés sur la joue près d'une narine, élargissez votre narine et inspirez confortablement. Maintenez la narine ouverte avec les doigts et gardez l'air en comptant selon votre confort, idéalement jusqu'à 16.
- Passez à la seconde narine pour expirer : ouvrez-la à l'aide des doigts et expirez doucement. Inspirez à nouveau en maintenant votre narine élargie, gardez l'air et comptez jusqu'à 16. Expirez par l'autre narine, etc.
- Répétez le cycle plusieurs fois.

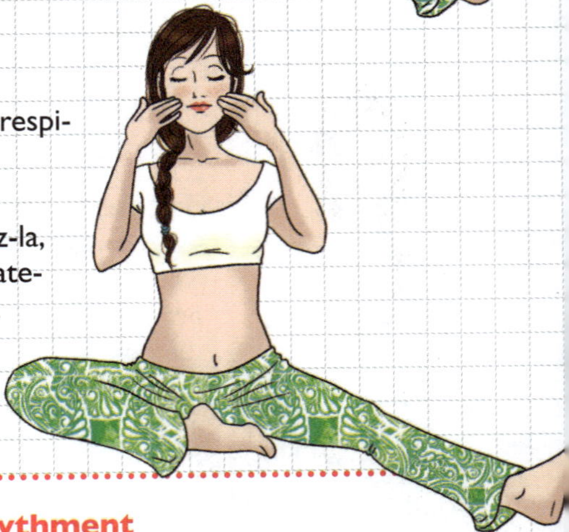

Les respirations alternées rapides

Position : reprenez les mêmes positions que pour la respiration précédente (posture de l'élève ou en diamant).

En pratique

Posez deux doigts sur une joue près d'une narine, ouvrez-la, puis inspirez et expirez du même côté. Passez immédiatement à l'autre narine, élargissez-la, inspirez et expirez. Le geste est plus ou moins rapide, le temps d'inspirer brièvement et d'expirer en chassant l'air rapidement par la narine ouverte.

En résumé : les étapes respiratoires qui rythment les enchaînements de yoga

En début de séance : en position allongée sur le dos

- Commencez par faire une pause pour vous recentrer sur vos sensations.
- Poursuivez par des petites respirations.
- Puis faites une grande respiration.

Après chaque posture : en position allongée sur le dos ou assise

- Faites une pause pour retrouver la neutralité.
- Poursuivez par des petites respirations.
- Puis faites une grande respiration.

En fin de séance : en position assise

- Faites des respirations alternées lentes.
- Finissez par des respirations alternées rapides.

Chapitre 5

Mon yoga-détox vitalité au quotidien

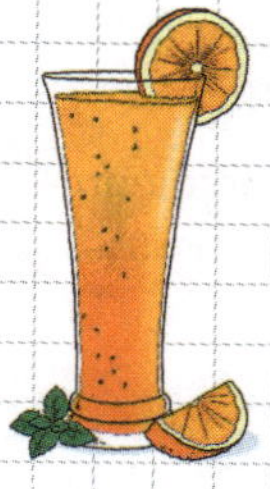

Au cours de votre cure de yoga-détox « douceur » ou « énergie », tout se passe, au quotidien, à la fois dans votre assiette et sur votre tapis de yoga, toujours dans le respect de votre corps et de votre physiologie. Vous détectez et limitez l'absorption de toxines en acquérant de bonnes habitudes alimentaires (voir chapitre 2). En parallèle, vous amorcez et renforcez en douceur les processus de détoxication naturels avec une pratique de yoga appropriée, afin de libérer les tensions et de récupérer une énergie nouvelle.

Une journée bien remplie devient une source de joie et d'épanouissement, idéale pour le moral si vous mangez sainement et si vous vous offrez des moments de ressourcement !

En mode détox, il est recommandé de pratiquer ces courtes séances de yoga au minimum 3 fois par semaine. Ces rendez-vous réguliers avec vous-même sont terriblement bénéfiques, ils durent juste le temps nécessaire pour vous déconnecter et vous mettre au mieux de votre forme.

Choisissez l'enchaînement du matin comme un tremplin pour mettre votre corps et votre esprit au beau fixe et générer un élan d'énergie paisible pour toute la journée.

Ou bien préférez celui du soir, conçu pour libérer votre esprit et vous recentrer afin de profiter de vos loisirs ou vous préparer à une bonne nuit de sommeil.

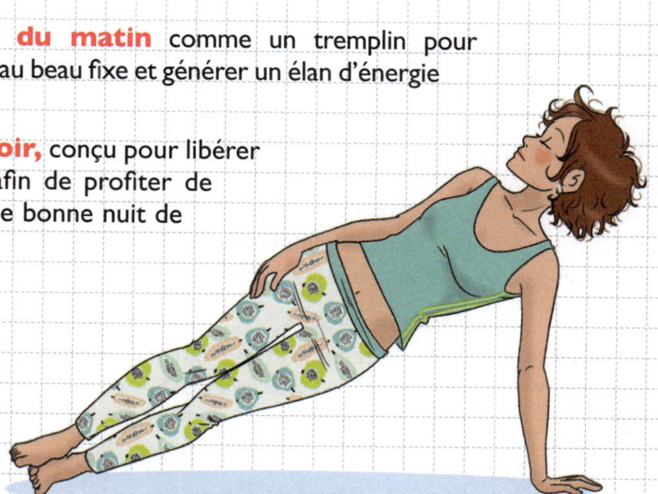

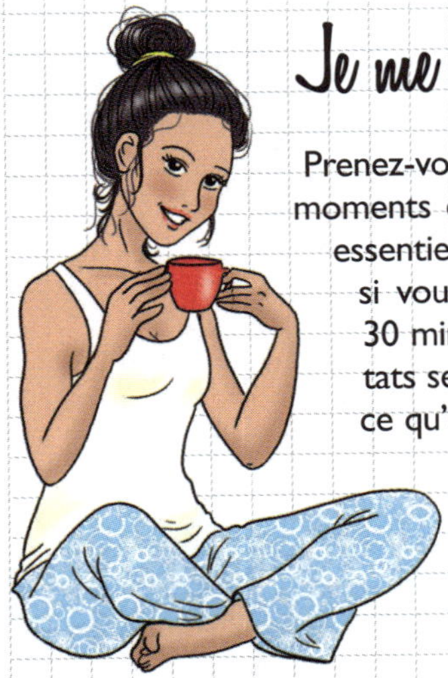

Je me lève tous les jours du bon pied

Prenez-vous en main pour créer une routine matinale qui privilégie de vrais moments de plaisir et vous rende toute légère ! Ces premiers gestes sont essentiels pour mettre en œuvre la dynamique de votre journée. Même si vous n'êtes pas franchement du matin, réveillez-vous 20 ou, mieux, 30 minutes avant votre heure habituelle, l'effort est minime et les résultats sensationnels ! Piochez dans la liste ci-dessous (c'est incroyable tout ce qu'on peut faire en 30 minutes !), essayez les différentes propositions, et trouvez la combinaison qui vous fera partir du bon pied…

- **Réveillez-vous en douceur :** encore dans votre lit, étirez-vous et basculez sur le côté pour vous asseoir, redressez-vous, respirez lentement et profondément 2 fois, puis levez-vous en gardant le dos étiré.
- **Éprouvez de la gratitude envers la vie :** caressez votre chat, souriez à votre compagnon, au rayon de soleil qui filtre entre les rideaux, offrez-vous un bouquet de fleurs… La vie est un cadeau !
- **Buvez un verre d'eau tiède :** là, pas de dérogation possible…
- **Prenez le pouvoir !** À haute voix, formulez 1 à 3 objectifs raisonnables pour la journée, ce que vous allez accomplir dans votre travail, ce que vous ferez pour vous ou pour renforcer vos relations… Orienter la direction de son esprit est d'une grande efficacité pour mobiliser son énergie.
- **Testez certains nettoyages ayurvédiques,** comme autant de petits rituels simples mais probants, que les Indiens pratiquent spécifiquement pour se purifier et éliminer les toxines (nettoyage de la langue, bain de bouche, massage, etc., voir ci-dessous).

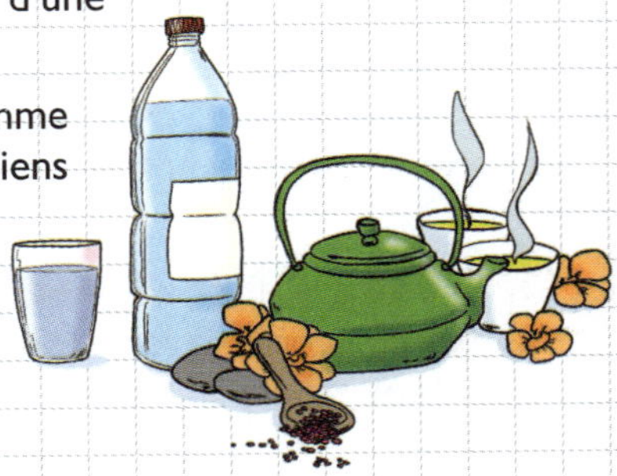

Le nettoyage de la langue

Depuis des siècles, les Indiens se grattent la langue le matin pour éliminer l'enduit blanc qui s'est déposé dessus durant la nuit. Le but n'est pas seulement d'éliminer la mauvaise haleine, mais d'ôter les toxines, le tartre, les impuretés, les résidus de sécrétions du système digestif, etc.

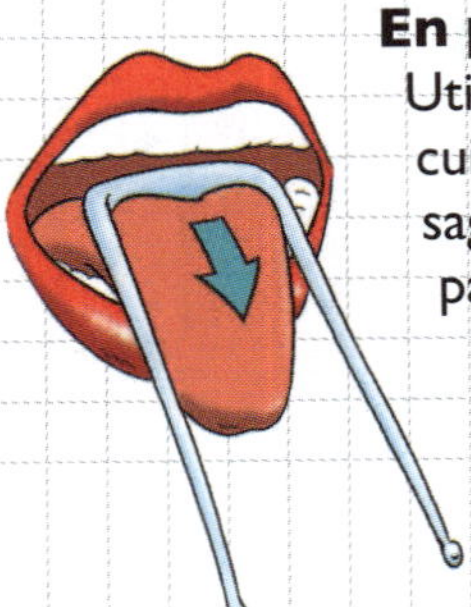

En pratique

Utilisez un gratte-langue en cuivre ou, à défaut, le tranchant d'une petite cuillère en partant de la racine de la langue vers l'avant en 2 ou 3 passages. À bien y réfléchir, ce serait étrange de se laver les dents, et de ne pas s'occuper de la langue, non ?

Fréquence : au quotidien.

Le bain de bouche à l'huile

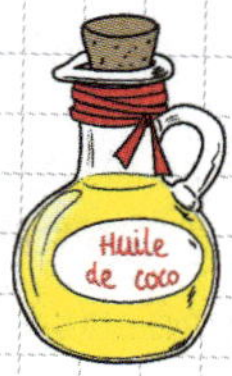

Avez-vous remarqué combien les Indiens ont de belles dents blanches ? C'est peut-être parce qu'ils utilisent toujours la méthode du bain de bouche à l'huile. L'idée de se rincer la bouche avec de l'huile est un rien surprenante. Pourtant, il est reconnu que cela nettoie et améliore de façon incroyable l'hygiène de la bouche, dents et gencives y compris. C'est un geste de détoxination douce et naturelle, l'huile entraînant avec elle les germes indésirables. Vous pourriez bien prendre vite goût à ce rituel assainissant aux bienfaits multiples : haleine fraîche, dents saines et brillantes, diminution des saignements et des irritations.

En pratique

Prenez 1 cuillerée à soupe d'huile (sésame, coco ou tournesol, selon vos goûts) et faites-la circuler entre vos dents pendant 10 à 15 minutes. Elle va se mélanger à la salive et devenir blanche : ne l'avalez surtout pas et recrachez-la avant de vous brosser les dents.

Fréquence : en cures de 2 semaines.

Le massage à l'huile

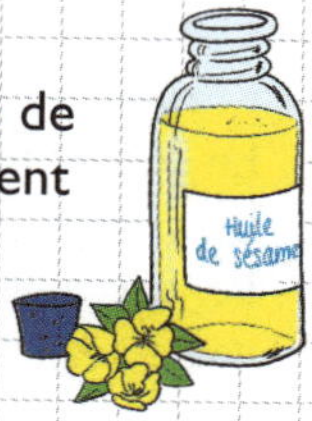

Nourrissez votre peau avec une huile qui hydrate en profondeur : l'huile de sésame ! Très employée dans les massages indiens, elle est absorbée rapidement sans laisser de film gras. Elle régénère et assouplit la peau, et, le *must*, elle pénètre jusqu'aux articulations, dont elle améliore la raideur ou les douleurs.

En pratique

Choisissez une huile de sésame bio, foncée si le sésame est grillé avec une petite odeur de noisette, ou blanche s'il est non grillé pour une odeur neutre. Faites-la chauffer entre vos mains, massez-vous soigneusement les doigts et les poignets avec des gestes appuyés et profonds, remontez le long des bras jusqu'aux épaules. Passez aux jambes en effectuant des mouvements ascendants. Puis massez-vous le ventre, avec des gestes doux en cercles, et le dos. Insistez sur les articulations en les massant longuement.

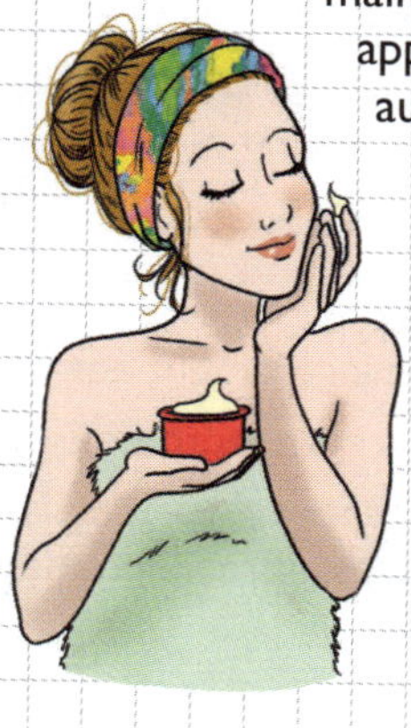

Vous pouvez ensuite prendre une douche bien chaude ou un bain.

Il suffit de 10 à 15 minutes de massage pour améliorer l'oxygénation des tissus, relancer la circulation sanguine et lymphatique et contribuer à la libération des toxines. Vous entretenez ainsi un rapport simple et positif avec votre corps.

Fréquence : au quotidien si possible, 1 fois par semaine au minimum.

Mon enchaînement yoga « douceur et énergie »

Vous voilà fin prête pour votre séance de yoga ! Gardez votre cahier à portée de main et déroulez votre tapis de yoga pour vous installer.

Votre séance du matin passe par un choix judicieux de postures pour vous assouplir et réveiller votre énergie. La trame proposée ci-dessous est ordonnée en un minimum de moyens pour un maximum d'effets positifs : respectez-en chacune des étapes pour que votre « mécanique » en profite au mieux !

L'objectif ? L'enchaînement de ces 5 postures est conçu pour « huiler » les rouages de vos articulations encore enraidis après la nuit, faire un bon brassage de tous vos organes de digestion et d'élimination, et vous oxygéner généreusement afin de doper les processus internes de relance du métabolisme et d'évacuation des toxines.

Durée de la séance matinale : 20 minutes

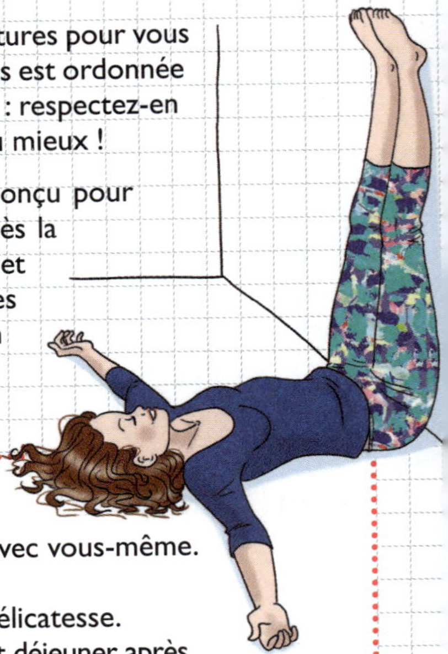

L'essentiel à retenir

Pratiquez les postures comme pour entamer un dialogue avec vous-même.
Le secret réside dans la conscience de vos gestes.
Le dosage de la respiration dans les postures se fait avec délicatesse.
Le yoga se pratique l'estomac vide, vous savourerez votre petit déjeuner après votre séance.

Déroulé de la séance

Allongée sur votre tapis, étalez bien votre dos et sentez-vous respirer librement.
Faites quelques petites respirations abdominales avant d'entamer une grande respiration.

Si vous n'avez pas envie de faire de yoga un matin…
Étirez-vous pendant 2 minutes, des orteils au cou, en passant par les jambes, le dos et les bras. Vos muscles adoreront !

1. La préparation au rocking

Position de départ : allongée sur le dos, genoux fléchis et pieds à plat légèrement écartés.

1. Pliez une jambe sur le ventre, genou sur la poitrine, enserrez-la avec les deux mains entrecroisées.
2. Inspirez tranquillement puis expirez, restez les poumons vides et rapprochez la cuisse contre le ventre, relevez la tête en allongeant le cou dans l'axe du corps, étirez lentement la seconde jambe en glissant le talon sur le tapis.
3. Quand l'envie d'inspirer à nouveau se présente, revenez à votre position de départ.
4. Changez de jambe, et reprenez les étapes 1 et 2.
5. Refaites les mouvements 2 fois pour chaque jambe en alternant un côté puis l'autre.

6. Terminez en « œuf » : les genoux repliés sur la poitrine, nouez vos doigts, expirez et relevez la tête en étirant le cou. Relâchez la posture lorsque vous avez besoin d'inspirer.

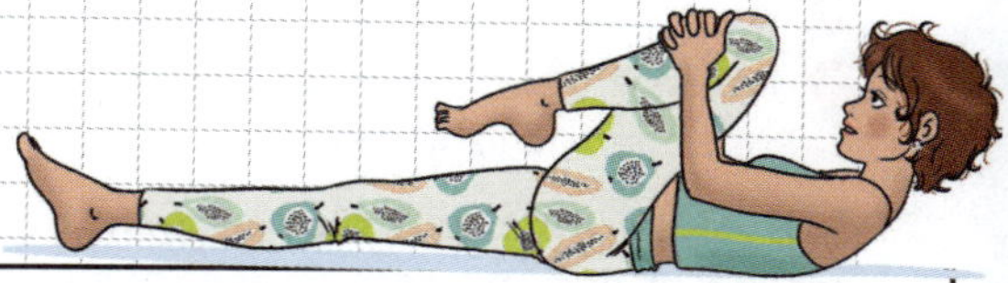

Cet enchaînement se construit sans se presser, par étapes. À condition d'être fait sans contraction des épaules ou du ventre, il réalise un automassage du dos et réaligne toute la colonne vertébrale.

Entre chaque posture, ménagez une parenthèse en trois temps avant de vous engager dans la posture suivante : une trêve pour retrouver une respiration fluide, l'écoute de vos petites respirations, puis l'installation d'une seule grande respiration (voir p. 38). Allongez-vous sur le dos ou asseyez-vous en posture de l'élève, au choix, après les premières postures en fonction de votre ressenti. Mais après la déclive (posture n° 4) et le triangle (posture n° 6), vous serez assise en posture du diamant (voir p. 47) pour effectuer vos respirations.

2. L'arc

Position de départ : allongée sur le ventre, menton au sol, jambes librement écartées, attrapez vos chevilles l'une après l'autre dans les mains ; cherchez à vous détendre avant de placer la posture.

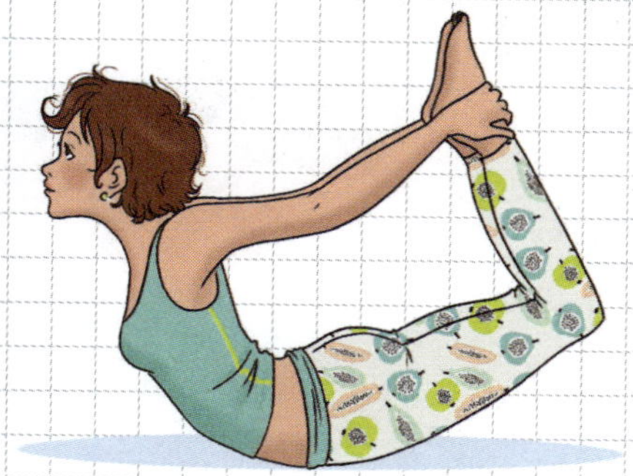

1. Menton au sol, prenez une inspiration confortable pour pouvoir durer poumons pleins.
2. Au ralenti, cherchez à déplier vos jambes du tapis en décollant les cuisses et en montant les pieds vers le ciel. Maintenez vos bras tendus. Le buste tracté par les bras s'élève, soulevez alors votre tête.
3. Maintenez la posture avec juste ce qu'il faut de tension musculaire.
4. Quand vous vient l'envie d'expirer, revenez au tapis et relâchez la posture.

Bien négociée, cette posture doit impérativement être installée une fois que vous avez fini d'inspirer, puis elle se maintient les poumons pleins. Sans tricher ! Vous n'exécutez qu'une seule fois la posture, c'est un facteur important de son efficacité. Fiez-vous à votre souffle sans forcer. La posture durera un temps relativement court à vos débuts, mais l'aisance respiratoire vous fera progresser rapidement.

3. La demi-tête de vache

Position de départ : redressée à genoux, ceux-ci écartés de la largeur du bassin, la tête dans l'axe du corps.

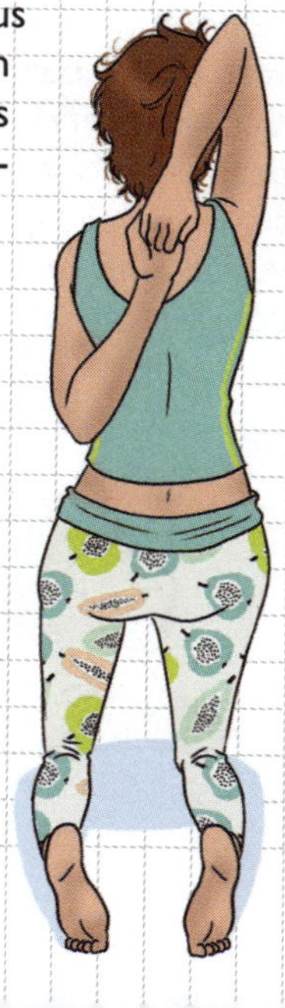

1. Allongez progressivement votre dos en poussant le dessus de la tête vers le ciel.
2. Contractez les fessiers et serrez le ventre, votre bassin se place légèrement en avant. C'est votre socle, il faudra le maintenir stable durant la posture.
3. Montez un bras collé à l'oreille vers le ciel, pliez le coude pour passer le bras derrière la tête. L'autre bras pend le long du torse, épaule basse. Pliez-le et passez-le dans le dos. Les deux mains cherchent à se toucher. Si vous le pouvez, attrapez les doigts en crochet. Sinon, laissez les mains ouvertes à plat dans le dos.

4. Gardez la tête redressée, respirez naturellement et maintenez la posture.
5. Revenez à la position de départ, vérifiez que les fessiers et le ventre sont bien serrés, et reprenez de l'autre côté.

Sans laisser tomber la tête en avant ou sur le côté, vous négociez un travail inhabituel des épaules et des bras sans forcer. Vous respirez en continu, et votre souffle vous aide à ne pas vous crisper inutilement.

4. La déclive

Position de départ : à genoux sur le tapis, les avant-bras au sol, les coudes très écartés, les mains empilées l'une sur l'autre, le front posé sur les mains ; trouvez la bonne distance pour vos genoux : ni trop écartés, ni trop peu, ils doivent être perpendiculaires au tapis et suffisamment loin des bras pour étirer toute la longueur de votre dos.

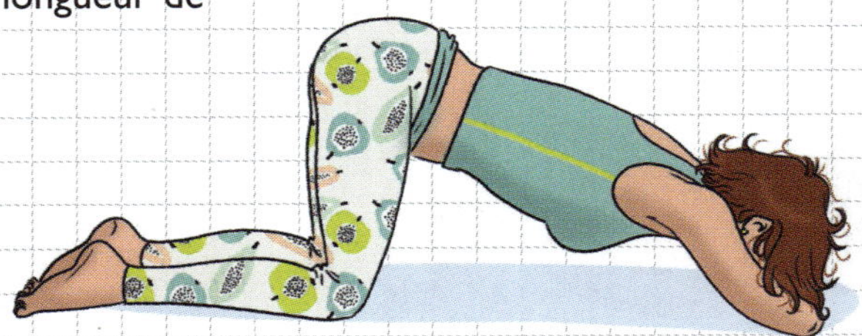

1. Fixez votre bassin en serrant le ventre, étirez une jambe en arrière, le pied au sol.
2. Montez la jambe, raidissez le genou en gardant le pied dans l'axe pour obtenir un plan incliné du talon à la nuque. Respirez librement.
3. Descendez jambe tendue et changez de côté.

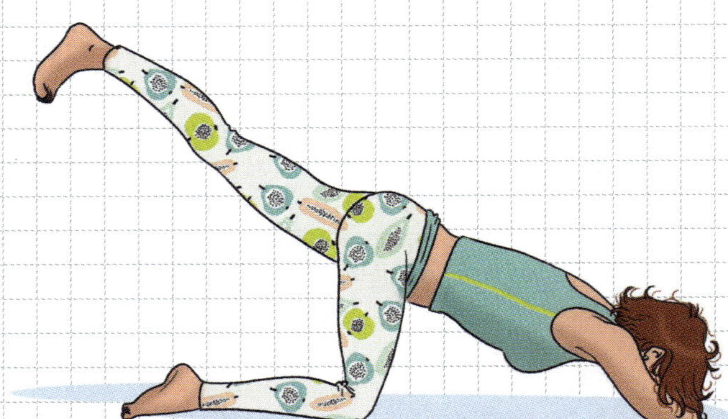

Pour durer dans cette déclive où vous respirez en continu, l'important est de vous placer correctement au départ : trouvez l'écart juste des genoux et respectez le positionnement des coudes sur la même ligne que vos mains. Puis veillez à ne pas vous déporter sur le côté en levant la jambe.

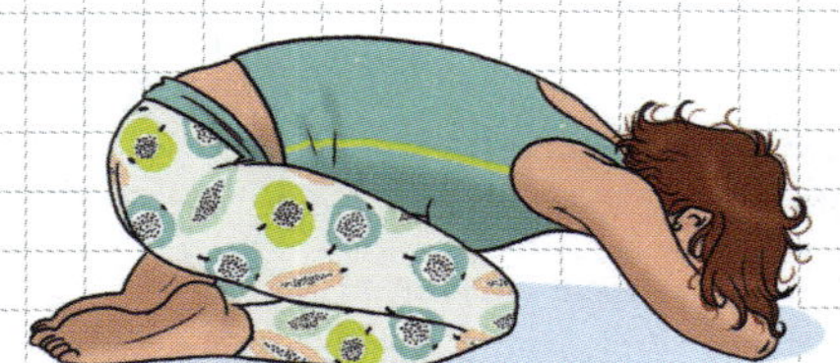

Position de repli : quand vous avez tendu alternativement une jambe puis l'autre, laissez traîner les bras au sol et venez vous placer (sans vous redresser) les fesses sur les talons ; empilez les poings fermés l'un sur l'autre et posez le front dessus.

Accordez-vous un moment de répit en vous abandonnant complètement, le temps que la respiration reprenne son rythme naturel. Ensuite, au lieu de vous allonger pour faire vos respirations, vous n'aurez plus qu'à redresser le buste pour vous mettre en posture du diamant (voir ci-dessous), une posture d'assise traditionnelle pour effectuer des petites respirations, suivie d'une grande.

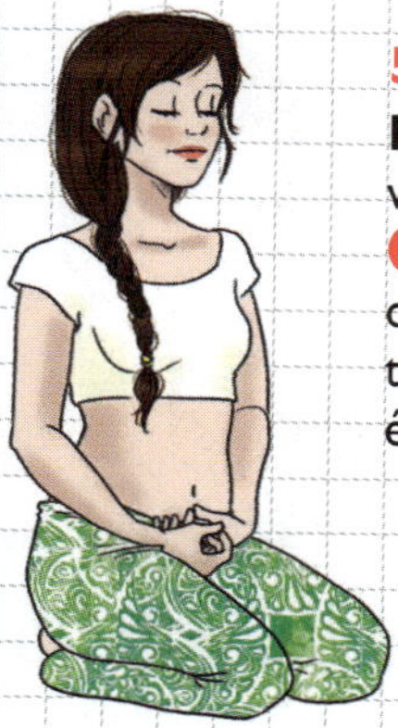

5. La posture du diamant

Position : assise sur les talons, les genoux l'un contre l'autre, la colonne vertébrale droite.

1. Les ischions se positionnent sur les talons ; autoagrandissez-vous vers le ciel sans vous raidir, posez les mains librement sur les cuisses, paumes ouvertes tournées vers le haut, épaules et bras souples. Vous devez vous sentir à la fois étirée vers le haut et détendue.
2. Dans cette position, écoutez-vous respirer librement, votre respiration s'organise peu à peu de façon fluide. Prenez le temps d'effectuer de petites respirations.
3. Puis finissez par une seule grande respiration.

6. Le triangle en torsion

Position de départ : debout, jambes largement écartées, pieds parallèles, les deux bras à l'horizontale à hauteur des épaules. Raidissez les genoux.

1. Inspirez et gardez les poumons pleins, poussez des fesses en arrière, allongez la taille et descendez de face aussi bas que possible, le dos bien étiré, sans plier les genoux.
2. Faites pivoter vos bras ouverts et posez une main au sol près du pied opposé (sinon sur la jambe opposée). Expirez doucement, tournez la tête vers le ciel et maintenez la position, les poumons vides.
3. Inspirez de nouveau, revenez au centre en laissant tête et les bras pendre vers le sol.
4. Redressez-vous lentement en étirant le dos droit.
5. Reprenez de l'autre côté.

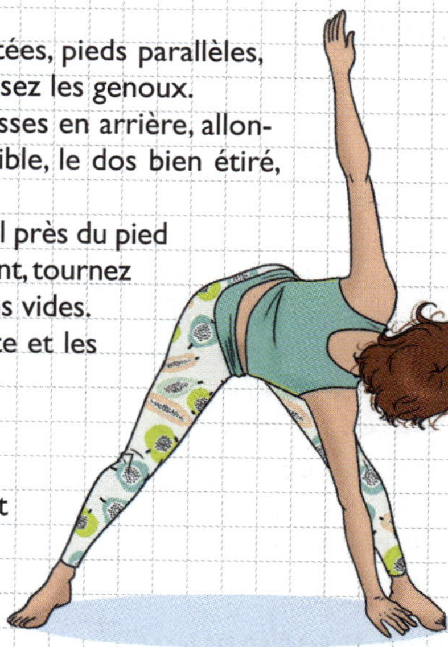

En gardant les pieds bien ancrés au sol et sans plier les genoux, la ligne de tension très dynamique des jambes stimule votre énergie et vous apporte du tonus.

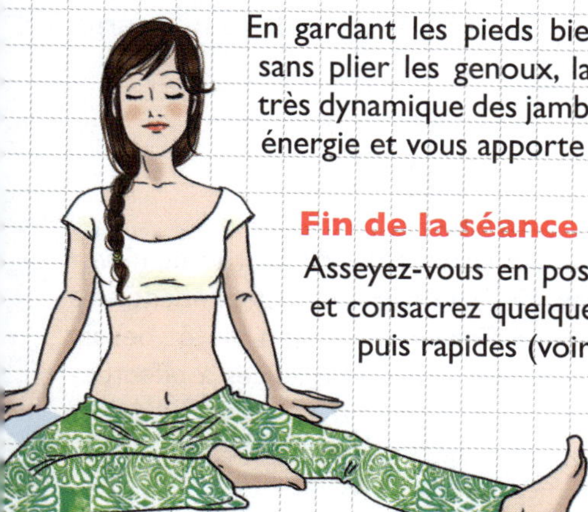

Fin de la séance

Asseyez-vous en posture du diamant ou en posture de l'élève (voir p. 39) et consacrez quelques minutes à effectuer des respirations alternées lentes puis rapides (voir p. 39 et 40).

Je me ressource après une journée de travail

Vous savez à quel point il est salutaire de décompresser après une journée de dur labeur afin de préserver votre équilibre ! Voici quelques suggestions pour détendre votre corps et (re)trouver la paix intérieure…

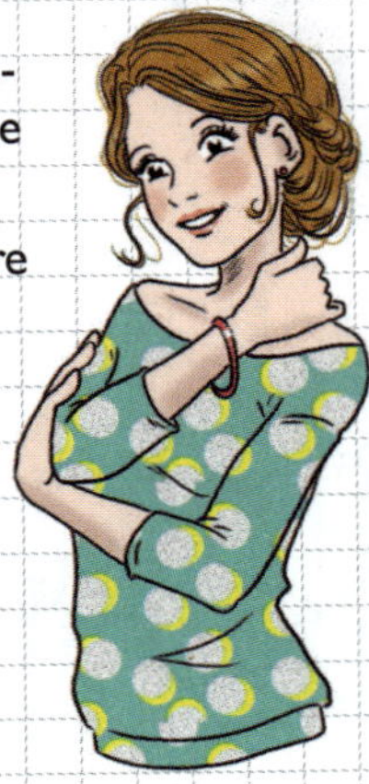

- **Enfilez une tenue cocooning :** les vêtements transmettent un message ; en vous changeant, vous coupez net avec votre environnement de travail et vous passez en mode détente.
- **Pratiquez la détox digitale :** si vous n'avez pas un besoin impérieux d'être joignable, coupez votre téléphone et réservez-vous **une plage de déconnexion totale de 20 minutes.**
- **Respirez l'huile essentielle qui calme l'esprit et adoucit la vie :** la mandarine (*Citrus reticulata*). Elle est l'antidote du stress et contient des molécules qui stimulent la sécrétion d'endorphines, des hormones euphorisantes. Pour retrouver la joie de vivre et l'allégresse, versez quelques gouttes dans un diffuseur électrique et diffusez 15 minutes. Sinon, déposez 2 gouttes au creux des poignets et inspirez profondément, le nez entre vos mains.

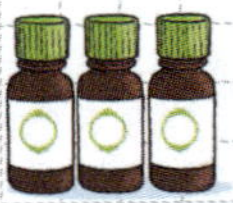

Ma relaxation express

Si vous n'avez pas envie de faire du yoga, déroulez quand même votre tapis pour une mini-relaxation…

- Allongez-vous sur le ventre, menton légèrement rentré et posé au sol, les bras le long du corps, les jambes l'une contre l'autre. Faites un « scan » du corps en partant des chevilles et en remontant le long des jambes, du dos, des bras et enfin de la tête : dirigez votre attention sur les sensations ressenties dans chaque partie du corps et relâchez-les au fur et à mesure. Respirez tranquillement et appréciez le poids de votre corps, ses contours et sa densité. **Durée : 3 minutes.**
- Mettez-vous sur le dos, bras et jambes allongés, la tête dans l'axe du corps. Reprenez le scan en partant de la tête jusqu'aux orteils des pieds. Appréciez la détente de tout le corps. **Durée : 3 minutes.**

Mon enchaînement yoga « antistress et énergie »

En rentrant chez vous, il y a des jours où vous vous sentez submergée de fatigue et n'avez qu'une envie : vous lover dans votre canapé et regarder votre série favorite… Cependant, cela risque fort d'accentuer votre sensation de baisse d'énergie ! Car votre corps a plutôt besoin d'être étiré et d'être mieux oxygéné. Vous retirerez donc bien plus de bénéfices à effectuer cet enchaînement de yoga, pour vous distancier de votre mental et libérer votre corps de ses tensions. Vous vous sentirez vraiment régénérée pour profiter de la soirée…

5 règles de la détox

1• La faire
au printemps
ou en automne

2• Manger des
végétaux, des noix,
du poisson et
boire un max

3• Supprimer l'alcool,
le sucre, les aliments
industriels

4• Se reposer

5• Faire du yoga

Mantra

Mon corps
est un temple

#JePrendsSoinDeMoi

Smoothie vert

½ avocat
+ 1 pomme
+ 1 poire
+ 1 grosse poignée de
mâche
+ 1 tige de céleri
+ 1 rondelle de gingem-
bre frais
Mixez au blender,
ajoutez des glaçons...
c'est prêt.

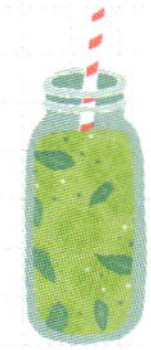

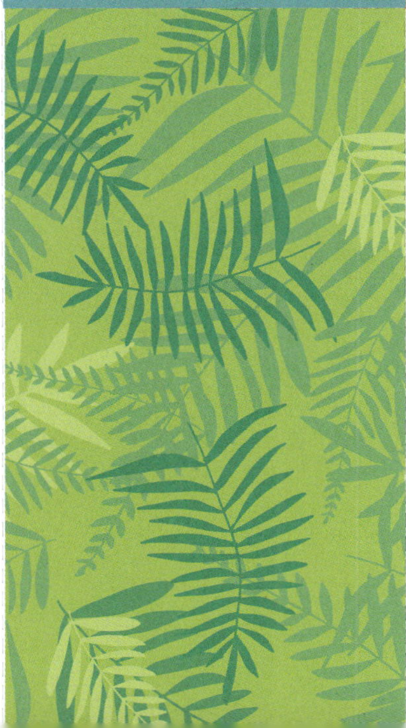

Mandala feel good

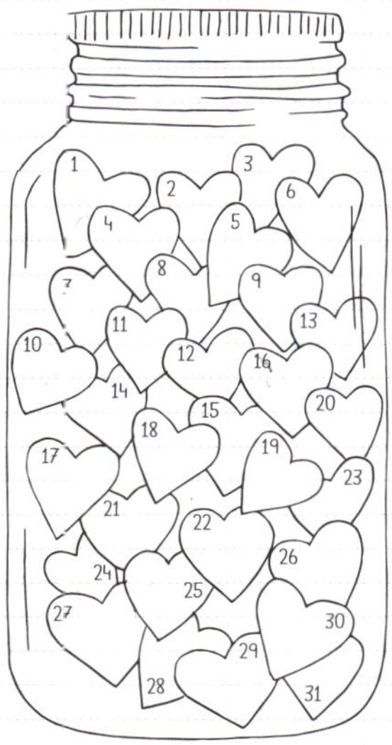

notes

Respiration DÉTOX

- Inspirez pendant 4 s.
- Bloquez la respiration pendant 16 s.
- Expirez pendant 8 s.
- Bloquez la respiration pendant 16 s.

NOTES

LES 10 LÉGUMES DÉTOX

1. Artichaut
2. Radis noir
3. Pissenlit
4. Carotte
5. Asperge
6. Fenouil
7. Chou
8. Poireau
9. Ail
10. Betterave

Légende

Au recto coloriez la case du jour selon la légende ci-dessous. Vous dessinez ainsi les bienfaits du yoga détox sur votre corps. De quoi se motiver !

- Mauvaise digestion
- Fatiguée
- Pleine de peps !
- Digestion au top !
- Positive !

Mantra

Je crée l'harmonie entre mon corps et mon esprit.

#Detox&DoYoga

Les 10 COMMANDEMENTS DE LA DÉTOX

1. Se servir de petites portions
2. Manger beaucoup le matin, raisonnablement le midi et peu le soir
3. Manger brut, bio, frais, de saison
4. Manger beaucoup de légumes
5. Supprimer le sucre, les laitages/fromages, l'alcool, le café, la viande rouge

Mandala Mood

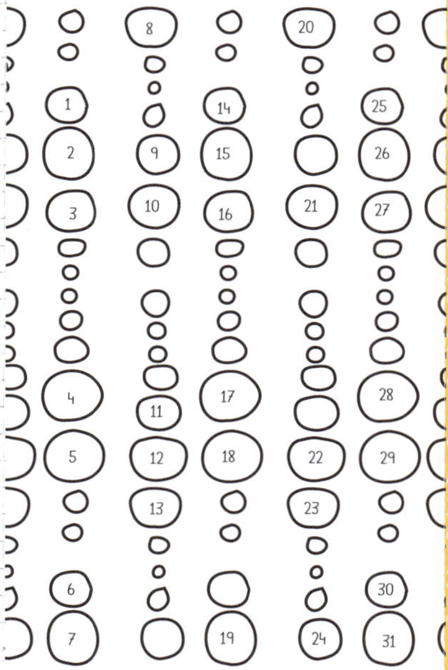

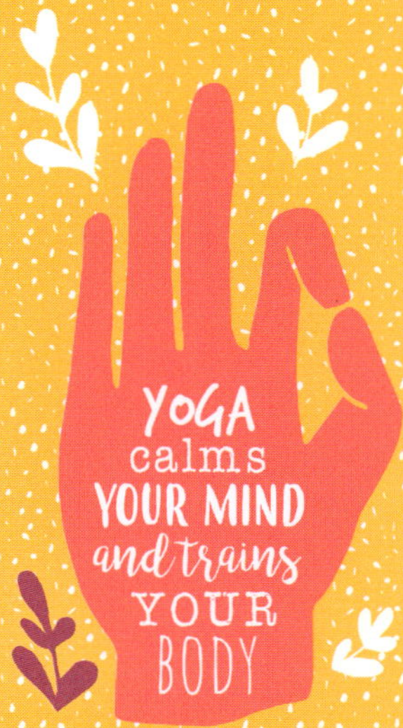

NOTES

Yoga antistress et énergie

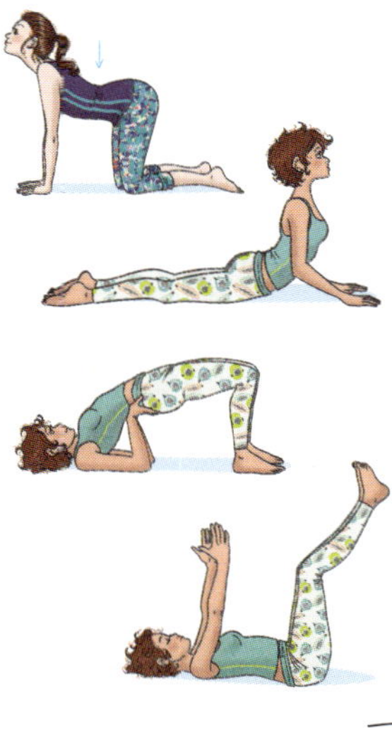

MANTRA

PROMESSE À MOI-MÊME : GARDER DES HABITUDES HEALTHY ET FUIR CE QUI EST NÉFASTE POUR MOI.

NOTES

Légende mandala

Au recto, coloriez la case du jour selon la légende ci-dessous. Vous dessinez ainsi les bienfaits du yoga-détox sur votre esprit. De quoi se motiver !

Stressée

Irritée

Calme

Heureuse

Les 10 COMMANDEMENTS DE LA DÉTOX

6. Miser sur les céréales complètes
7. Boire 8 à 12 verres d'eau par jour
8. Déstresser
9. Aérer régulièrement
10. Se cocooner au naturel

MY LIFE IS BEAUTIFUL

MON CAHIER

Yoga antistress et énergie (suite)

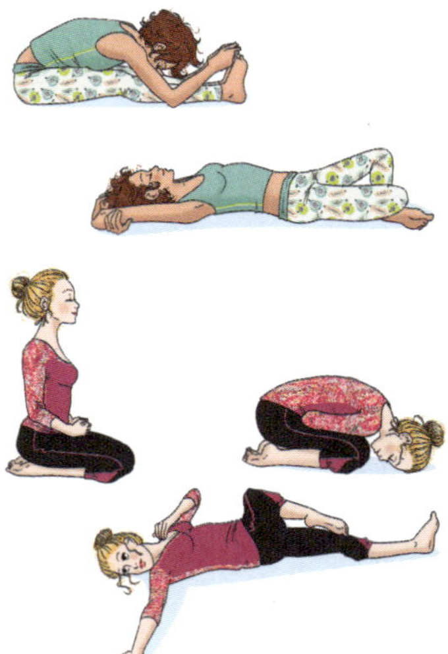

MANTRA

« Prenez bien soin de votre corps, c'est le seul endroit dont vous disposez pour vivre. »

Jim Rohn

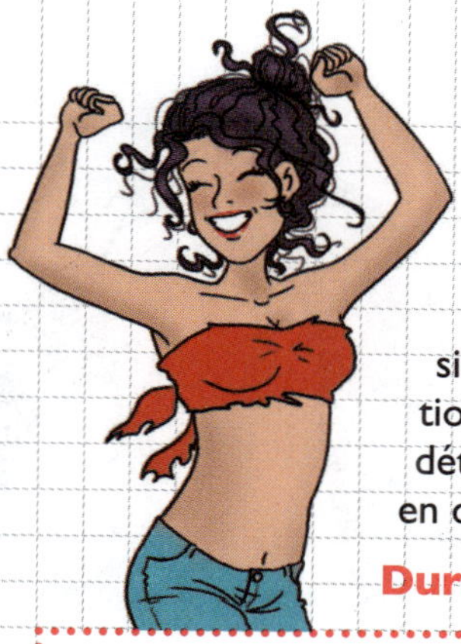

Il s'agit d'un enchaînement de 8 postures, concocté pour défatiguer, dénouer progressivement les principales zones de tension du corps et agir sur le système nerveux pour l'apaiser.

L'objectif ? Dans le processus de détox de l'organisme, la succession des postures cible le drainage des liquides du corps et l'activation de la circulation pour évacuer les déchets stagnants. Le travail de détoxification s'opère en profondeur, tandis que vous vous abandonnez en douceur à une profonde détente.

Durée de la séance : 30 minutes.

L'essentiel à retenir

Respirez et écoutez-vous respirer dans les postures… mais aussi entre les postures.
Inspirez puis expirez naturellement, attardez-vous sur le petit intervalle qui se place tranquillement avant d'inspirer de nouveau.
La respiration vous ramène au moment présent et vous libère du bruit incessant du mental.

Déroulé de la séance

Se poser avant de commencer…

Un relâchement musculaire global est indispensable avant d'entreprendre les postures.

- Allongez-vous sur le dos, détendez-vous, concentrez-vous sur le corps et retrouvez votre intériorité.
- Puis reprenez contact avec votre respiration, effectuez une série de petites respirations, et lorsque vous êtes prête, une grande respiration (voir p. 38).

Respectez un temps de neutralité et de respirations avant de vous installer dans la posture suivante, afin de ne pas embarquer avec vous des résidus de tensions dus à la posture précédente.
– Allongez-vous sur le dos, prenez un moment pour vous poser sans rien faire.
– Effectuez plusieurs petites respirations abdominales.
– Faites une seule grande respiration.
Entre chaque posture, vous observerez le même rituel de récupération ponctué de respirations.

1. Le chat

Position de départ : à quatre pattes, les épaules à l'aplomb des mains, coudes tendus, les genoux écartés de la largeur du bassin, cuisses verticales, le dos à l'horizontale.

1. Inspirez en creusant le dos au ralenti, depuis le bassin jusqu'aux épaules, relevez la tête, et restez ainsi un temps confortable, poumons pleins.
2. Expirez en bombant le dos lentement, depuis le bassin jusqu'aux épaules, relâchez la tête entre les bras, puis restez ainsi un temps confortable, poumons vides.
3. Reprenez plusieurs fois l'alternance dos creusé/dos bombé, en suivant votre rythme respiratoire.

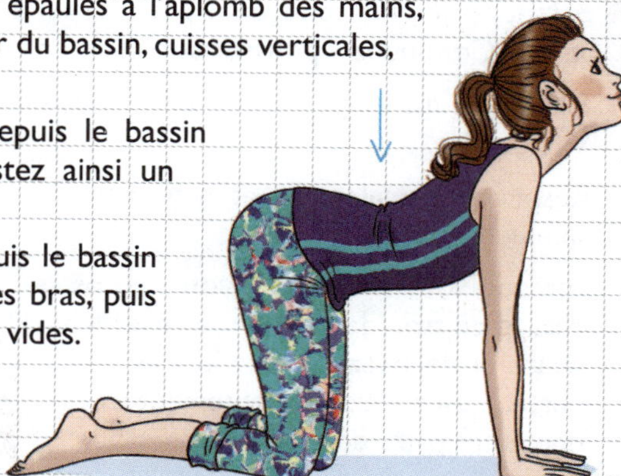

Trouvez votre rythme, sans hâte, entre l'air qui entre et l'air qui sort. Insistez sur la tension des bras, votre colonne vertébrale se déroule, s'ouvre et s'étire doucement. Ne vous placez pas en « pilote automatique », gardez votre attention centrée sur le mouvement de votre dos.

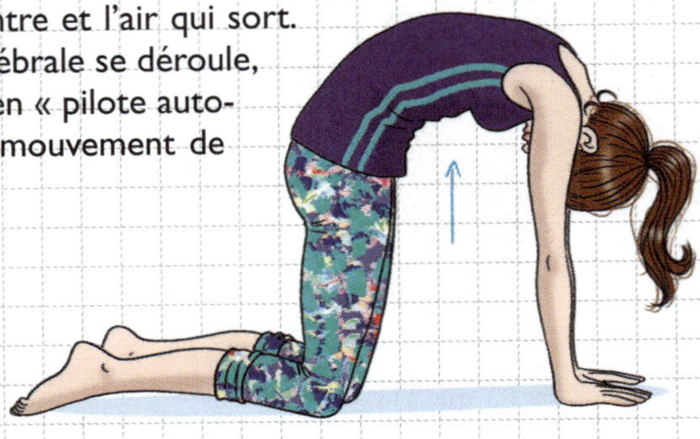

2. Le cobra

Position de départ : allongée sur le ventre, posez les bras pliés au tapis en rapprochant les coudes près du buste, jambes légèrement écartées.

1. Inspirez confortablement, sachant que vous allez faire ensuite une rétention d'air. Étirez la tête vers le ciel, puis élevez le buste graduellement en vous aidant d'une légère poussée des mains. Maintenez la posture, le cou étiré et les épaules basses.
2. Lorsque vous avez envie d'expirer, décollez les paumes de main du tapis en imaginant qu'une balle de tennis s'est glissée dessous.
3. Expirez et redescendez le buste.

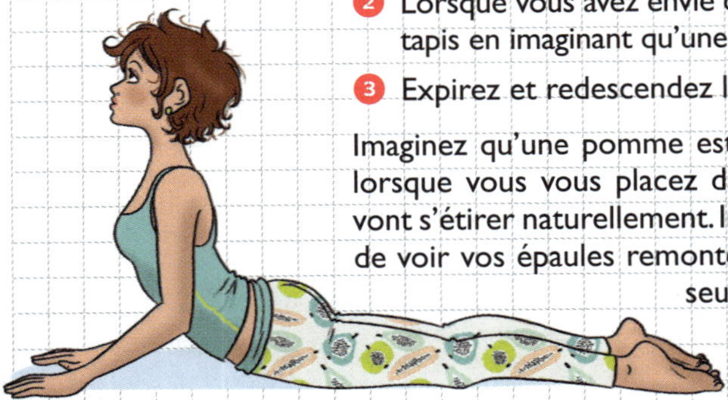

Imaginez qu'une pomme est placée sur le sommet de votre crâne lorsque vous vous placez dans la posture, votre dos et votre cou vont s'étirer naturellement. Inutile de tendre les bras (vous risqueriez de voir vos épaules remonter aux oreilles), gardez-les semi-fléchis : seuls les avant-bras décollent du tapis, et vous êtes assurée d'être correctement placée dans la posture.

3. Le demi-pont

Position de départ : allongée sur le tapis, les bras déposés le long du buste, les genoux pliés et les deux pieds écartés de la largeur de votre bassin.

1. Serrez les fessiers, puis, en prenant appui dans vos pieds, soulevez lentement le bassin vers le ciel. Continuez à pousser sur vos pieds pour soulever le bassin aussi haut que possible.
2. Placez vos mains en soutien sous le bassin, équilibrez les points d'appui de vos pieds et de vos coudes.
3. Respirez normalement et maintenez la posture quelques instants.
4. Lorsque vous sentez que votre corps se charge de trop de tensions, enlevez les mains et déposez les bras le long du buste. Descendez très lentement en déroulant votre dos peu à peu au sol.

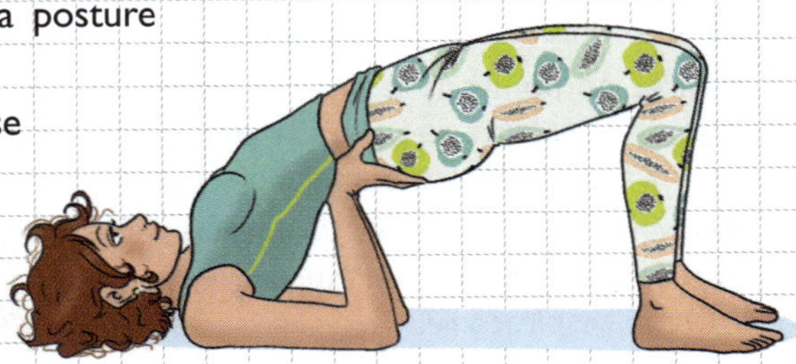

Prenez soin de dégager le cou au tapis. Votre dos forme ainsi une courbe intéressante et la descente très freinée libère tous les maillons de la chaîne vertébrale.

4. La table

Position de départ : allongée sur le dos, ramenez les deux genoux pliés sur l'abdomen.

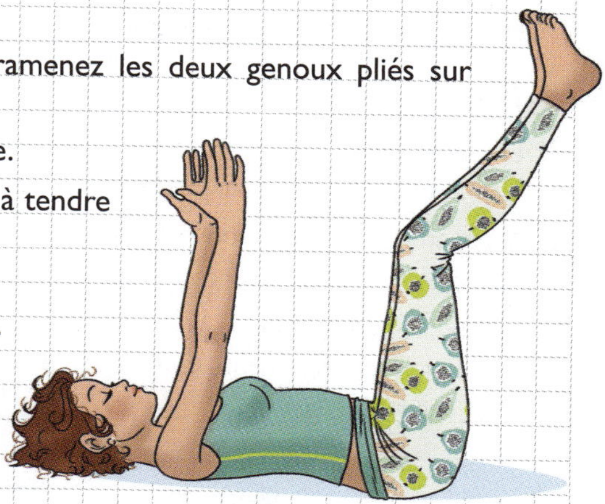

1. Placez vos deux bras bien tendus à la verticale.
2. Dépliez une jambe vers le ciel, sans chercher à tendre le genou, puis l'autre.
3. Maintenez la posture en respirant en continu.

Vous ne devez ressentir aucune contraction musculaire dans les jambes, ces dernières restent très légères, tandis que les bras sont toniques et fermes jusqu'au bout des doigts.

5. La pince en avant

Position de départ : assise, les jambes allongées devant vous l'une contre l'autre, les mains posées de part et d'autre du bassin ; maintenez les pointes de pieds dressées vers le ciel.

1. Aidez-vous d'une inspiration douce pour étirer la taille, autoagrandissez-vous, la tête vers le ciel.
2. En restant le dos bien étiré, penchez-vous vers l'avant pour déposer le ventre sur les cuisses. Remontez les genoux autant que nécessaire pour que votre dos demeure bien droit. Attrapez avec vos index les gros orteils, creusez la voûte plantaire et mettez les doigts en crochet autour des orteils.
3. Expirez doucement, vous resterez ensuite durablement les poumons vides dans la position. Relâchez votre nuque et vos bras, ainsi que votre dos, seuls les pieds sont maintenus sous tension.
4. Lorsque vous avez besoin d'inspirer à nouveau, redressez-vous lentement, le dos toujours étiré.

Soyez bienveillante avec vous-même, permettez-vous de fléchir les genoux car l'important est de placer votre dos droit, et, comme dans toutes les postures, de chercher à s'y maintenir un certain temps.

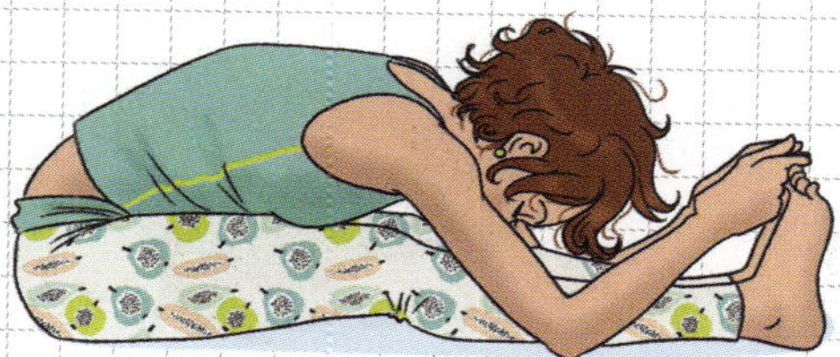

6. Le poisson en tailleur

Position de départ : allongée sur le dos, ramenez les genoux pliés sur l'abdomen et croisez les pieds.

1. En vous aidant d'une main pour saisir le pied opposé, déposez une jambe pliée au tapis, talon près du bassin, puis l'autre. Abandonnez passivement vos jambes pliées en tailleur. Évitez de superposer les pieds ou de les glisser sous une jambe, laissez-les libres.
2. Étirez la taille et prenez chaque coude dans la main opposée, déposez vos bras en couronne autour de la tête. Étalez-vous confortablement.
3. Maintenez la position en respirant en continu.
4. Changez de jambe et de bras, en respectant les mêmes précautions d'installation.

Dans cette remarquable posture de détente, vous pouvez ajouter un relâchement des tensions du visage : laissez aller toute tension au niveau du front, de la zone entre les sourcils, des yeux, des mâchoires…

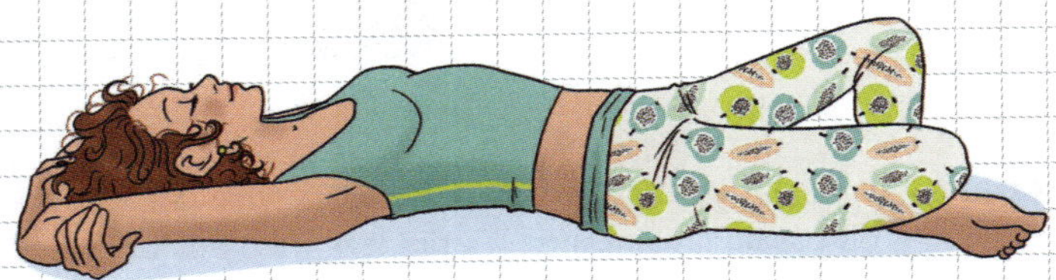

7. Le yoga mudra en diamant

Position de départ : assise sur les talons en posture du diamant (voir p. 39).

1. Plaquez les pouces sur les paumes de main et refermez les poings. Posez les poings fermés sur l'aine en haut des cuisses et relâchez les épaules.
2. Inspirez, étirez le dos et basculez le buste en avant, sans arrondir le dos, afin de poser le ventre sur les cuisses, puis le front au sol devant les genoux.
3. Expirez et maintenez la position, poumons vides, les poings sont compressés sur les cuisses. Relâchez les épaules, les bras, le dos et la nuque.
4. Lorsque vous avez besoin d'inspirer à nouveau, redressez-vous, le dos bien étiré.

Comme dans toutes les postures, le retour à la position de départ se fait avec la même attention que l'installation dans la posture, le dos est maintenu rectiligne et étiré.

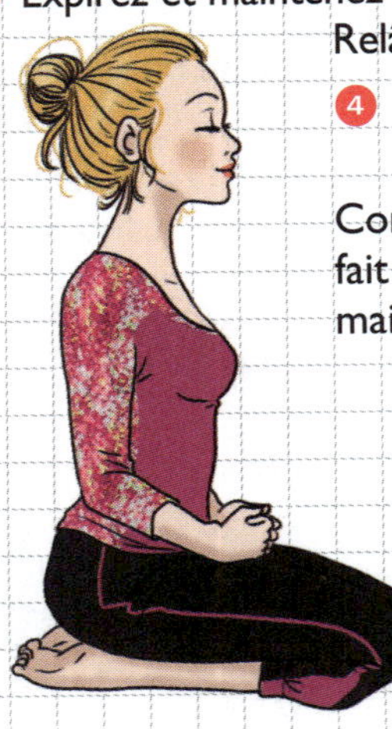

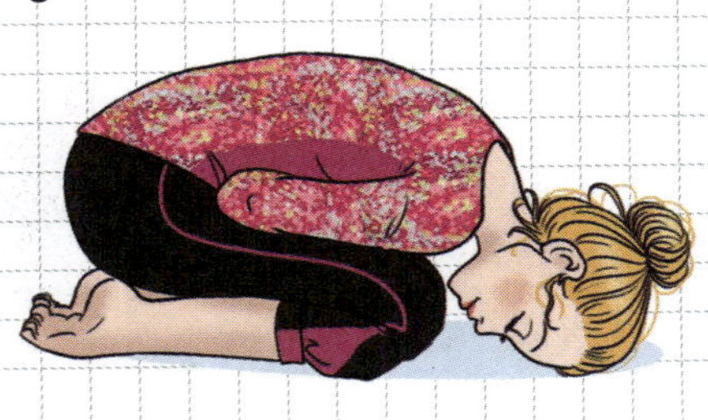

8. La torsion au sol

Position de départ : allongée sur le côté, le corps rectiligne, le genou de la jambe supérieure posé au tapis, les deux bras étendus devant vous à hauteur des épaules et les mains l'une sur l'autre.

1. Étirez-vous, en poussant avec le talon de la jambe inférieure et ancrez fermement le genou supérieur dans le tapis, il ne doit pas se soulever.
2. Faites glisser le bras supérieur pour ouvrir les épaules, la tête suit passivement le mouvement.
3. Repliez le bras supérieur, la main se pose sur l'épaule.
4. En respirant naturellement, laissez s'abaisser passivement le bras plié vers le tapis.
5. Relâchez la position et installez-vous de l'autre côté.

Inutile de forcer, on entre dans cette posture de façon lente et passive. Maintenez une respiration fluide et calme, au fur et à mesure que les tensions se relâchent, le coude plié retombe en direction du tapis. Quand le coude touche le tapis, vous pouvez ouvrir le bras et rester les bras en croix.

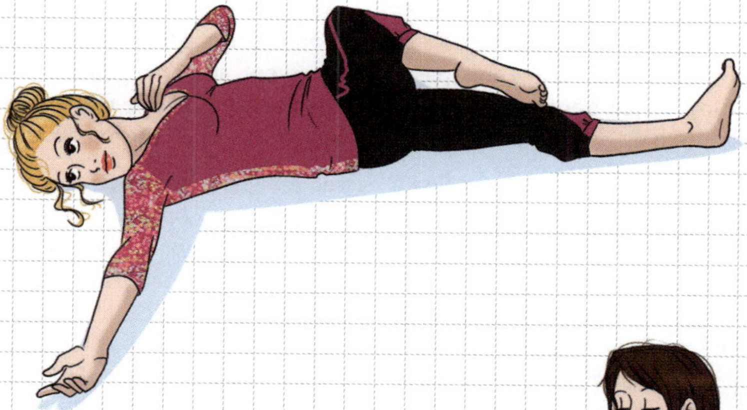

Fin de la séance

Pour stabiliser le mental et renouer avec votre énergie intérieure, asseyez-vous en posture du diamant ou en posture de l'élève, et consacrez les 5 dernières minutes de votre séance à effectuer des respirations alternées lentes et rapides (voir p. 39 et 40).

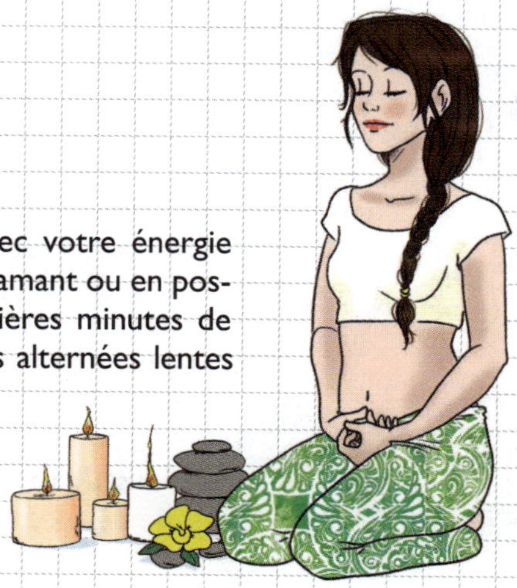

Chapitre 6

Ma cure de yoga-détox antistress en un week-end

La cure de yoga-détox express est une parenthèse à intercaler dans votre agenda dès que vous sentez que vous devez réagir et entamer une contre-offensive sérieuse face au trop-plein de toxines qui pompent votre énergie ou minent votre moral !
Avec un peu de motivation, la cure est facile à suivre, car elle est de courte durée. Et elle n'a pas son pareil pour vous purifier de l'intérieur comme de l'extérieur ! À l'issue de ces deux jours, un nouveau souffle vous fera pétiller d'une belle énergie !

Quand ? Votre cure **démarre le vendredi soir** et se **termine le dimanche soir.** Son objectif est de **stimuler vos fonctions d'épuration** en éliminant tout ce qui est difficile à digérer et **de miser sur des séances de yoga** pour vous apporter un **bien-être total**. Cette cure peut être réalisée 2 à 4 fois par an, idéalement aux changements de saison. Elle constitue un prélude parfait pour repartir sur des bases saines, car une fois que vous avez pris goût à la sensation de bien-être, vous n'aurez plus aucune envie de dévier du chemin.

Comment ? Durant ces 48 heures, veillez à rester éloignée de toute source de stress et demeurez tranquillement chez vous pour vous ressourcer : le corps a besoin de sérénité et d'énergie pour se détoxifier. Isolez-vous de la pollution et du bruit, refusez les invitations, adaptez autant que possible votre rythme à celui de la nature, et octroyez-vous un maximum de plaisirs simples : paresser, marcher en forêt, chanter sous la douche, lire un bon livre, rêver en regardant le ciel, méditer, respirer, souffler enfin…

Vous n'obtiendrez pas grand-chose de votre programme si vous partez en guerre contre vous-même : votre disposition d'esprit est déterminante dans les résultats que vous obtiendrez. Ne vous traitez pas par la force, mais, au contraire, prenez le temps de planifier en toute quiétude le déroulement de votre cure et d'entretenir un rapport simple et positif avec votre corps. Nous vous proposons dans les pages qui suivent un programme détaillé pour suivre une détox avec un maximum de sérénité et d'efficacité. Mais surtout, écoutez-vous, car il sera peut-être nécessaire de l'adapter à vos besoins tout personnels. Retenez que, lorsqu'une certaine paix de l'esprit préside à votre démarche, vous accédez au meilleur de vous. L'harmonie crée un contexte favorable à l'activité de détoxication et représente la meilleure des alliées de votre programme de purification. Alors, partante ?

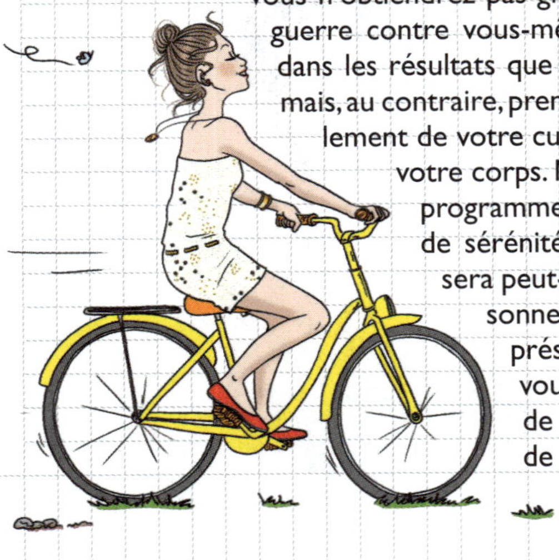

Les incontournables de mon assiette détox

Une nutrition parfaitement adaptée permet de nettoyer et de favoriser l'élimination, en particulier du foie, des intestins et des reins. Son principe est simple : certains aliments nécessitent plus d'énergie pour les digérer qu'ils n'en procurent. Une fois que vous avez compris cette équation vitale, vous savez ce qu'il vous reste à faire pour obtenir rapidement un bel effet détox : éliminez tous les aliments plus ou moins indigestes et qui génèrent des déchets. À l'inverse, dégustez avec gourmandise ceux qui sont riches en nutriments et faciles à assimiler.

Les stars de ma cure à consommer à volonté ☺

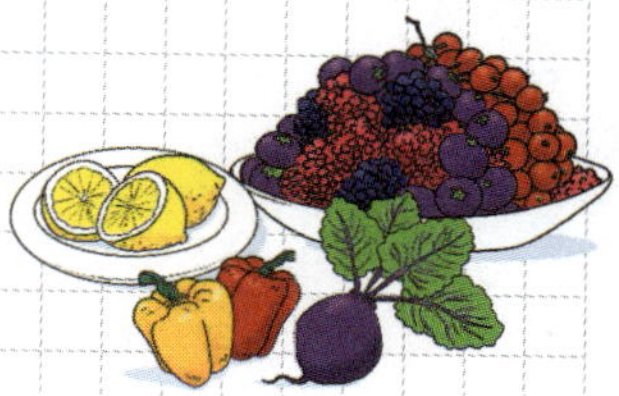

- Des légumes frais de saison, crus et cuits
- Des citrons et d'autres fruits frais : pomme, banane, raisin, abricot
- Des herbes fraîches ou lyophilisées : persil, ciboulette, basilic
- Des épices : curcuma, cannelle, gingembre, cumin

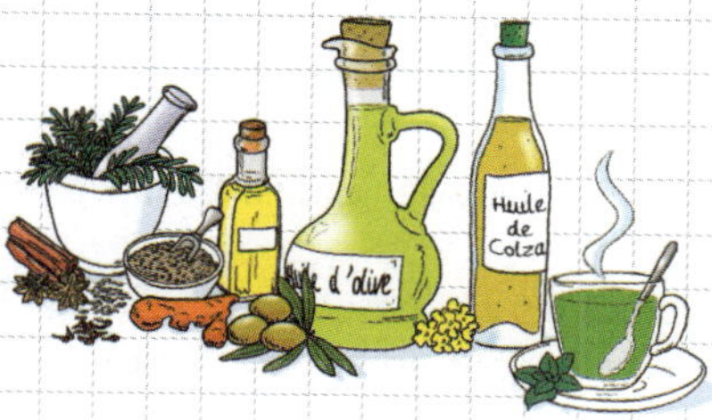

- Du poisson pêché en mer (et non d'élevage, sauf s'il est bio) et des fruits de mer
- De la volaille fermière ou bio
- Des graisses saines : huile d'olive ou de colza, graisse de coco
- Des infusions de plantes détoxifiantes : romarin, artichaut, fenouil, cassis, vigne rouge, ortie.

Les aliments à zapper totalement (temporairement) ☹

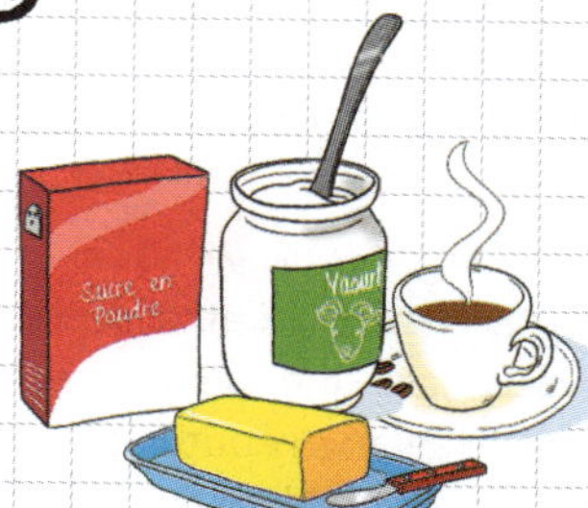

- Le lait et tous les aliments qui en contiennent : yaourts et fromages de vache, brebis ou chèvre
- Tout ce qui contient des céréales : blé, riz, maïs, quinoa…
- Toutes les légumineuses : lentilles, haricots secs…
- Tous les sucres et les édulcorants : sucre blanc et roux, miel, sirop d'agave, aspartame
- Les protéines « lourdes » : œuf, viande rouge, charcuterie
- Les graisses cuites, le beurre et la margarine
- Tous les excitants : café, alcool, soda, thé, chocolat
- Les pommes de terre
- Les produits industriels sucrés ou salés.

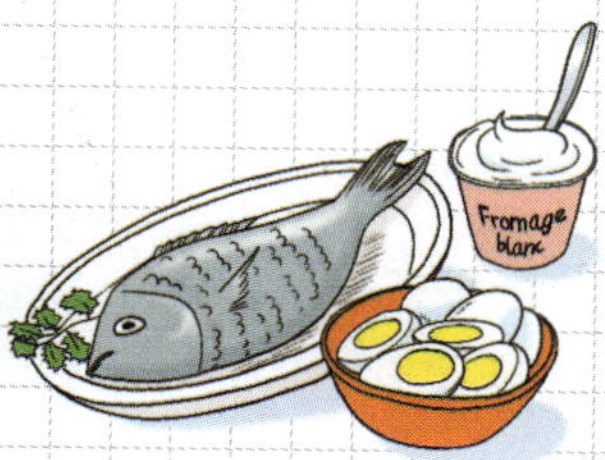

Préparez votre liste de courses

Faites le plein pour être sûre d'avoir tout ce qu'il vous faut sous la main ! Vous aurez besoin en particulier d'une grande quantité de légumes frais, de quelques citrons et de beaucoup d'eau de source faiblement minéralisée (voir p. 20). Privilégiez les produits bio puisque l'idée fondamentale est de vous libérer des toxines et non d'en rajouter !

Mon programme pas à pas : vendredi

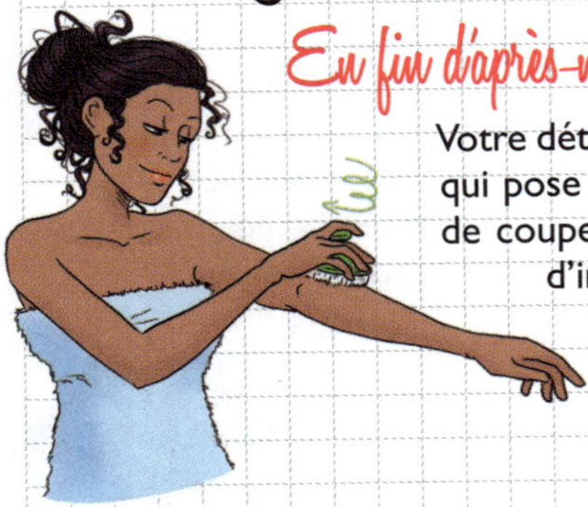

En fin d'après-midi

Votre détox démarre dans les règles de l'art par la soirée du vendredi qui pose les fondations. C'est un moment de transition, qui permet de couper de votre routine quotidienne, de changer de rythme et d'inciter votre corps et votre esprit à se mettre à l'unisson au repos. Ne faites plus rien sur le mode « je dois » ou « il faut » ; vous assumez totalement vos bonnes résolutions, vous vous occupez de votre bien-être en attisant cet élan positif en vous.

Rien de tel qu'un bon bain chaud

Pour démarrer votre week-end de purification, faites-vous couler un bain chaud au sel de mer pour amorcer le nettoyage interne. Prévoyez à côté de la baignoire tout ce dont vous aurez besoin : gant de gommage, serviette-éponge, boisson, sans oublier bougie et musique douce.

- Faites couler le bain et jetez au fond de la baignoire 500 g de gros sel de mer non raffiné.
- Ajoutez 1 verre de bicarbonate de soude.
- Plongez dans l'eau, elle doit être aussi chaude que possible. Le but étant de vous faire transpirer, vous continuerez à ajouter de l'eau chaude au fur et à mesure.
- Immergez-vous complètement, fermez les yeux et laissez-vous aller à la détente.
- Une fois le calme installé, frottez-vous très délicatement avec le gant en faisant des mouvements circulaires.
- Buvez régulièrement.
- Au bout de 20 minutes, rincez-vous et sortez de la baignoire.
- Séchez-vous puis enveloppez-vous dans un peignoir avant de vous allonger quelques minutes et de savourer la quiétude.

Les atouts du bain

Le bicarbonate neutralise les effets du calcaire et vous fait une peau magnifiquement douce, le sel est réputé stimuler l'élimination des toxines et recharger l'organisme en minéraux. En prime, la chaleur a un effet de détente immédiat sur les muscles et active la circulation sanguine. Si une sudation importante et une sensation de lassitude vous envahissent après le bain, c'est très bon signe : le processus de détox est lancé ! Pendant et après votre bain, buvez abondamment de l'eau pure ou des infusions.

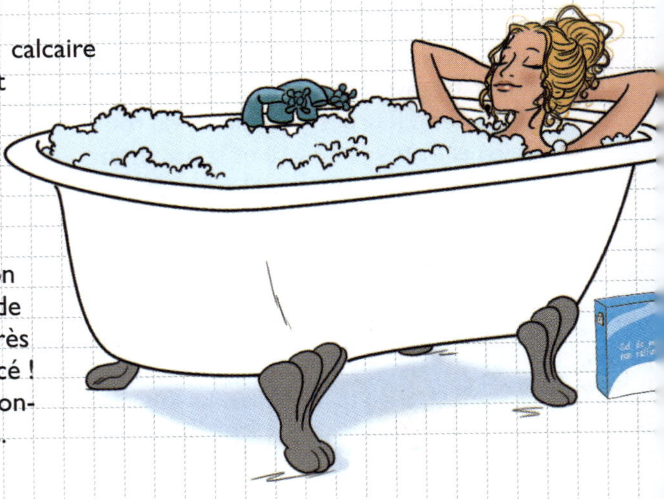

Au dîner : une soupe détox

Après la salle de bains, passez en cuisine. Préparez-vous une soupe de légumes verts ou faites-la réchauffer si vous avez eu le temps de la faire auparavant.

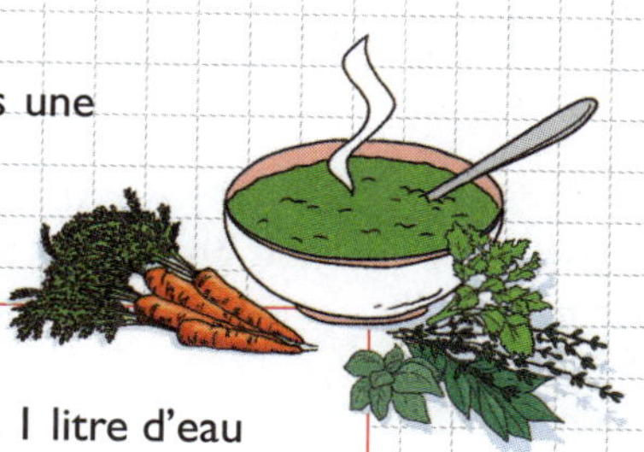

La recette

Faites cuire pendant 30 minutes dans 1 litre d'eau des légumes taillés en petits morceaux :

- 2 blancs de poireau
- 2 carottes
- 1 branche de céleri
- 1 navet
- 1 oignon
- 1 gousse d'ail
- 1 branche de thym
- 1 petit bouquet de persil

Dégustez cette soupe nettoyante sans la saler afin d'augmenter son pouvoir drainant. Mixez-la et régalez-vous en la mangeant avec plaisir, entièrement si vous avez vraiment faim. Soyez uniquement consciente de ce que vous faites dans le moment présent. Le seul impératif est de ne rien manger d'autre (uniquement de la soupe), mais autant que vous voulez pour ne pas avoir faim. Le fait de ne manger qu'un seul aliment en guise de dîner simplifie largement la tâche de votre système digestif qui a tout loisir de s'épurer et de se débarrasser de ses toxines.

Avoir faim ou envie de manger, quelle est la différence ?
Afin d'installer une relation sereine avec votre alimentation, un seul mot d'ordre est valable : prendre conscience de vos sensations. La faim est un besoin de nourriture pour le corps, tandis que l'envie de manger masque des émotions souvent dérangeantes : l'ennui, la frustration, le stress, etc. Avant de vous installer à table ou de vous resservir, essayez d'identifier ce qui vous motive et interrogez-vous : est-ce de l'envie ou de la faim ?

En début de soirée

Écoutez l'appel de la couette et ne tardez pas… mettez-vous au lit !

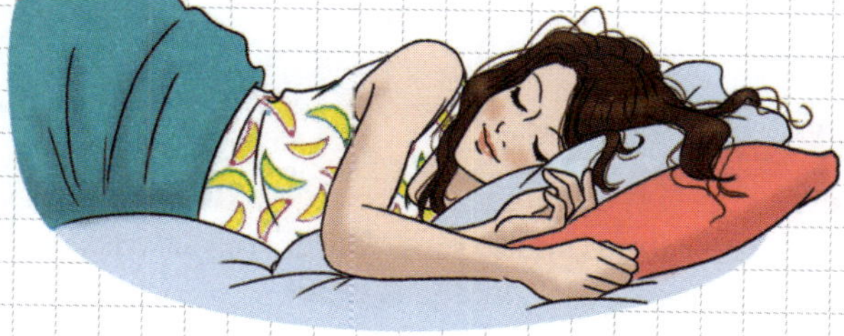

Mon programme pas à pas : samedi

Au réveil

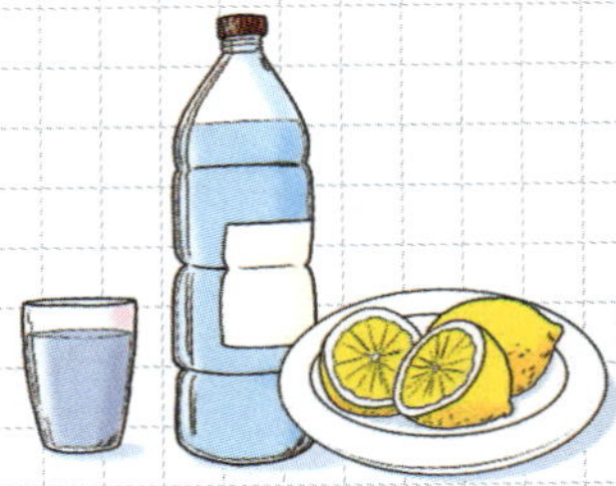

Commencez la journée en buvant à petites gorgées ½ citron frais pressé et dilué dans un grand verre d'eau chaude. C'est l'un des meilleurs réflexes détox, qui offre des tas de bienfaits : il réveille en douceur votre métabolisme, il booste l'action de votre foie et de vos reins pour éliminer les impuretés et nettoie tout votre système digestif.

Ma séance matinale de yoga

Avant de prendre votre petit déjeuner, **mettez-vous en tenue et installez-vous sur votre tapis** pour votre première séance de yoga.
Après votre première soirée détox, votre organisme est entièrement disposé à la pratique de postures agissant sur les organes internes qui facilitent l'évacuation des déchets. **L'enchaînement est construit posture après posture pour vous étirer, vous assouplir** et faire le plein d'énergie dynamique, afin d'entreprendre sereinement votre journée de cure.

L'objectif ? Les 10 postures se suivent dans un ordre progressif et dans une logique qui respecte votre physiologie. Tout d'abord, elles alignent le dos et chassent les derniers résidus de tensions nerveuses ; ensuite, elles nettoient la sphère digestive ainsi que le foie, et stimulent les processus d'élimination des toxines.

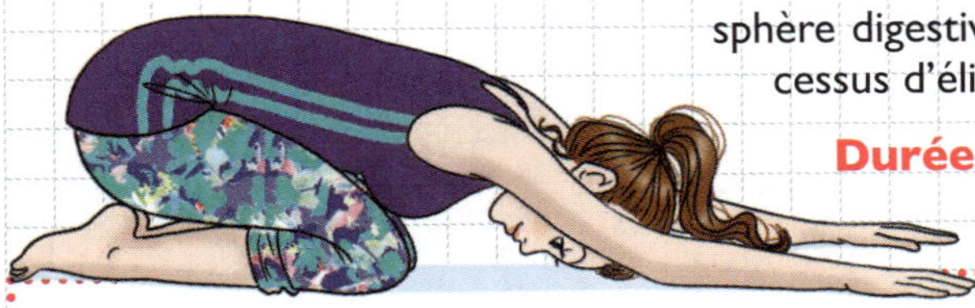

Durée de la séance matinale : 1 heure.

L'essentiel à retenir
Rien n'est plus puissant que de respecter le rythme respiratoire de chaque posture pour purifier le corps et l'esprit.
Chaque posture est unique et n'est exécutée qu'une seule fois (excepté la posture dite du « chat », et les pulsions de diaphragme dans cette série). Ainsi, votre attention se focalise naturellement sur le geste, et vous développez une habileté dans la construction de la posture qui allie précision, justesse et économie d'exécution.

Déroulé de la séance

Allongez-vous sur le dos et prenez conscience de votre respiration.
Faites quelques petites respirations, puis, sans forcer, offrez-vous une grande respiration comme un bon soupir de bien-être (voir le détail, p. 38).
Enchaînez ensuite les 10 postures suivantes, à votre rythme.

1. Le chat

Installée à quatre pattes, genoux et paumes des mains bien ancrés dans le tapis. En inspirant, laissez votre dos se creuser et, en expirant, votre dos s'arrondir (voir le détail, p. 49).

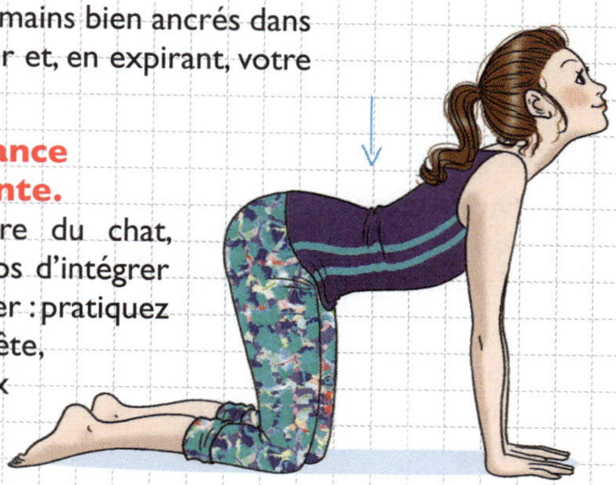

Insérez entre chaque posture de la séance des temps de récupération et de détente.
Lorsque vous avez fini d'explorer la posture du chat, allongez-vous sur le dos et laissez-vous le temps d'intégrer les effets de la posture. Puis écoutez-vous respirer : pratiquez des petites respirations et, lorsque vous êtes prête, une grande respiration bien balancée avec deux suspensions de souffle identiques en durée et en confort.

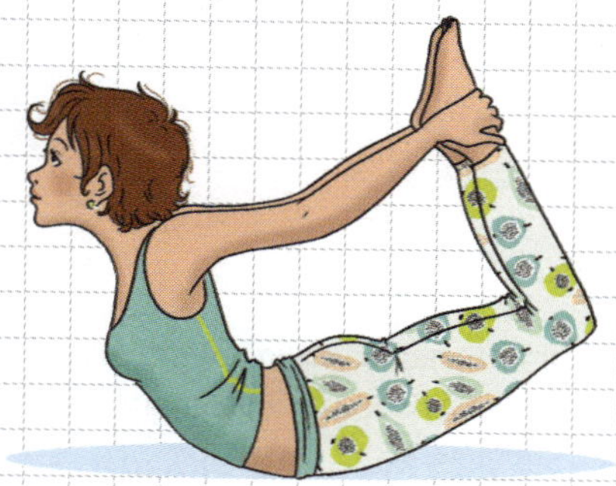

2. L'arc

Allongée sur le ventre, les mains sur les chevilles, inspirez, puis installez-vous dans une posture stable et agréable. Restez ainsi quelques instants, les poumons pleins (voir le détail, p. 45).

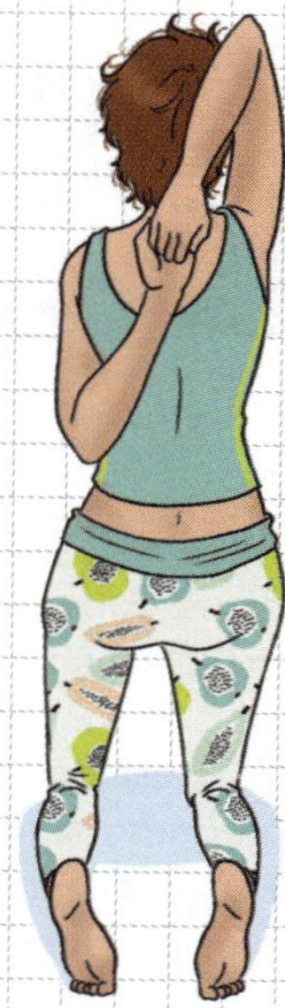

3. La demi-tête de vache

Redressée à genoux, basculez le bassin en serrant les fessiers, puis placez les bras ainsi : un coude étiré vers le ciel, l'autre tombant vers le tapis. Respirez naturellement (voir le détail, p. 45).

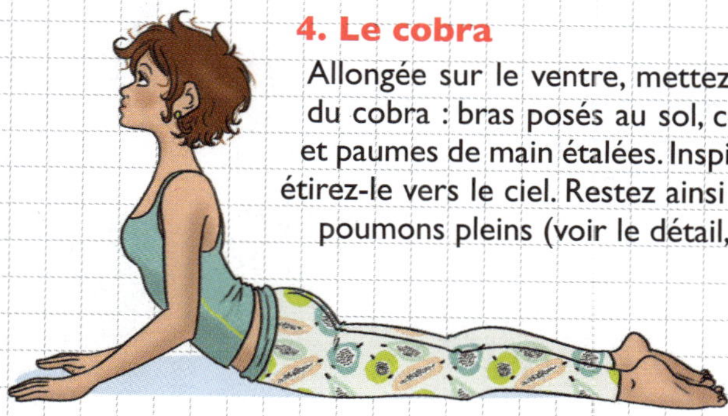

4. Le cobra

Allongée sur le ventre, mettez-vous dans la position du cobra : bras posés au sol, coudes près des flancs et paumes de main étalées. Inspirez, allongez le cou et étirez-le vers le ciel. Restez ainsi quelques instants, les poumons pleins (voir le détail, p. 50).

5. Les pulsions du diaphragme

Position de départ : allongée sur le dos, genoux fléchis et pieds posés au sol ; étirez confortablement votre colonne vertébrale sur le tapis.

> Vous pouvez imaginer que vous lancez plusieurs fois en l'air une balle de ping-pong posée au creux de votre ventre afin d'obtenir un mouvement souple et mesuré.

1. Expirez doucement et demeurez ainsi, les poumons vides, sans tension.
2. Animez doucement le ventre par de petits mouvements : donnez une impulsion au niveau du diaphragme, juste en dessous de la cage thoracique, puis laissez-le passivement retomber. Renouvelez plusieurs fois de suite les mouvements.
3. Lorsque vous avez besoin d'inspirer, stoppez le mouvement abdominal et effectuez quelques petites respirations. Puis recommencez une nouvelle série de pulsions du diaphragme.
4. Reprenez ensuite, afin d'effectuer au total 3 séries de pulsions du diaphragme.

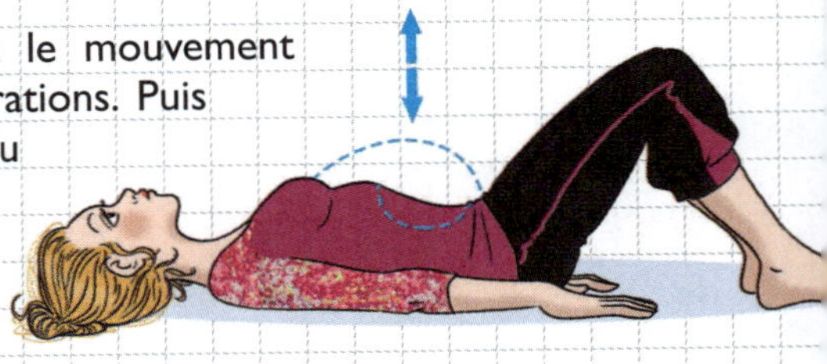

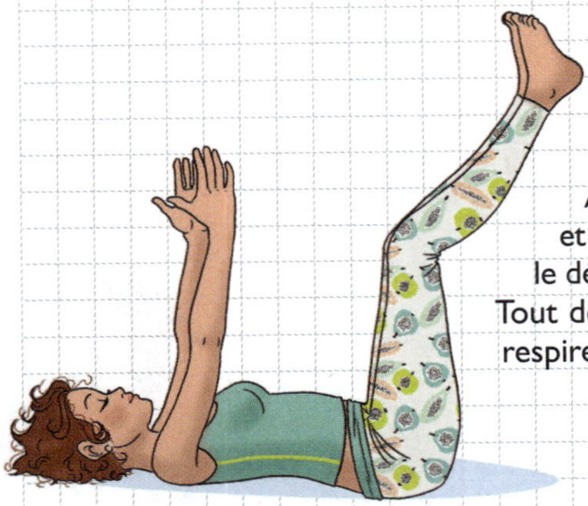

6. La table

Allongée sur le dos, bras toniques dirigés vers le ciel et jambes mollement dépliées. Respirez librement (voir le détail, p. 51).

Tout de suite après la table, au lieu de vous allonger pour respirer, asseyez-vous en posture de l'élève.

7. La posture de l'élève

Asseyez-vous, jambes écartées, l'une allongée, l'autre repliée pied contre le pubis. Positionnez les mains au sol en arrière des fesses, prenez appui dessus et autograndissez-vous en poussant sur les bras. Le dos est droit et vous vous étirez verticalement, la taille dégagée. Positionnez la tête dans l'axe de la colonne vertébrale.

En maintenant sans tension la position, votre ventre est libre de bouger, et vous pouvez faire des petites respirations abdominales.

Puis changez de jambe pour effectuer une grande respiration.

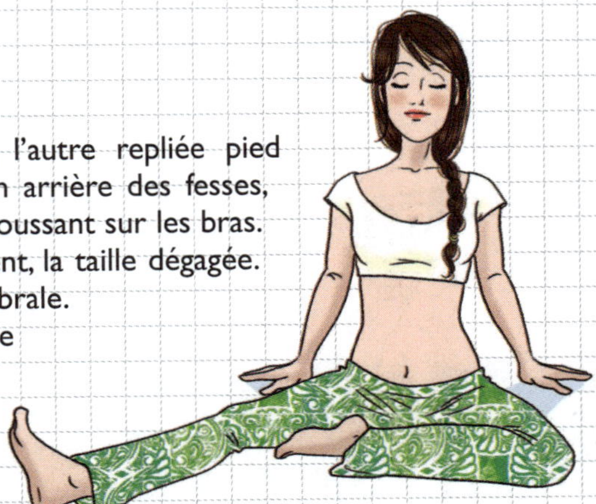

8. La pince latérale

Position de départ : en posture de l'élève.

1. Pivotez le buste face à la jambe allongée. Relevez le genou puis le pied, orteils dirigés vers le haut.
2. Inspirez confortablement en vous grandissant par la taille, et basculez vers l'avant pour placer le ventre sur la cuisse.
3. Cravatez le gros orteil avec les index des deux mains et creusez la voûte plantaire.
4. Expirez doucement, relâchez les épaules et la nuque, détendez le dos et les bras, et maintenez ainsi la posture quelques instants, les poumons vides.
5. Redressez-vous lentement lorsque vous avez besoin d'inspirer à nouveau. Reprenez la posture de l'élève en changeant de jambe, en respectant un moment de repos avant d'installer la pince de l'autre côté.

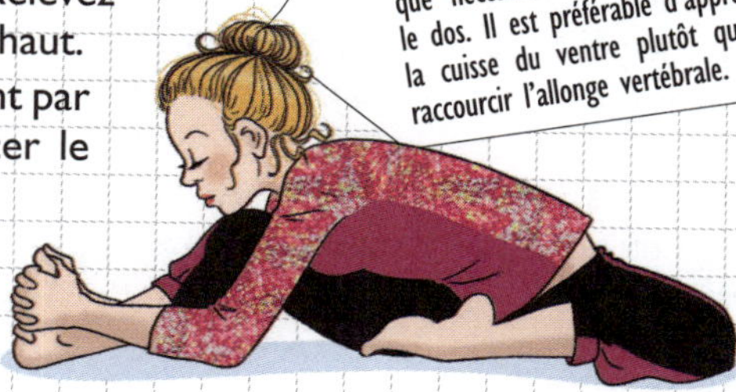
Dans l'installation, remontez le genou de la jambe allongée autant que nécessaire et ne bombez pas le dos. Il est préférable d'approcher la cuisse du ventre plutôt que de raccourcir l'allonge vertébrale.

9. Le poisson renversé

Position de départ : allongée sur le dos, jambes étendues ramenées l'une contre l'autre, les deux coudes posés au sol et les avant-bras verticaux.

> Il est indispensable de maintenir la tête au contact du sol durant l'installation et la désinstallation. Ne la décollez pas, vous épargnerez ainsi vos cervicales.

1. Rapprochez les coudes l'un de l'autre, les omoplates glissent et se rapprochent de la colonne vertébrale.
2. Poussez fortement sur les coudes pour faire glisser la tête au sol, elle roule pour se renverser en arrière. Placez-vous en appui sur le sommet du crâne, la cage thoracique s'élève vers le haut et le sternum pointe vers le ciel.
3. Maintenez la posture, en respirant constamment.
4. Pour quitter la posture, faites rouler doucement la tête au sol pour retrouver la position allongée dos à plat.

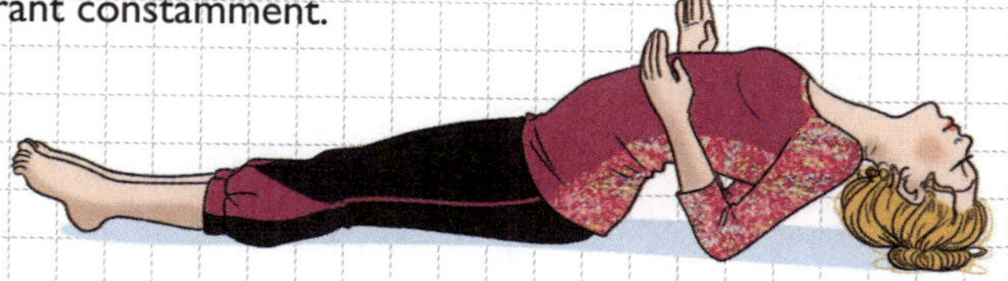

10. L'appui avant

Position de départ : à quatre pattes, les genoux rapprochés l'un de l'autre, les bras écartés de la largeur des épaules, les mains posées légèrement en avant, les poings fermés et les phalanges au sol.

1. Portez le poids du corps vers l'avant sur les poings.
2. Soulevez les genoux, tendez les jambes, poussez sur les orteils et autoagrandissez-vous vers l'avant, le cou étiré.
3. Respirez calmement et demeurez ainsi, le corps formant une ligne droite.
4. Revenez lentement à la position de départ.

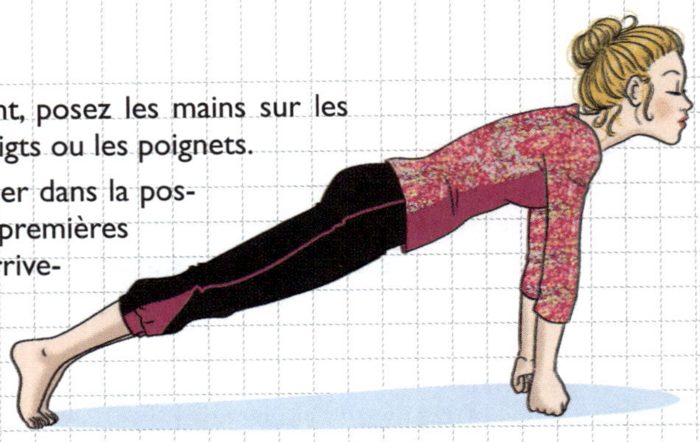

5 Asseyez-vous en posture du diamant, posez les mains sur les cuisses en évitant de secouer les doigts ou les poignets.

Enlevez vos bagues avant de vous installer dans la posture, car le poids du corps repose sur les premières phalanges (et sur les orteils). Plus vous arriverez à vous projeter vers l'avant en portant le poids sur les poings, plus l'allonge du corps sera stable et droite.

Fin de la séance

Asseyez-vous sans rigidité en posture de l'élève ou en diamant pour mettre le point d'orgue à votre séance. Fermez les yeux et appréciez la sensation harmonieuse d'une respiration apaisée et d'un corps vivant.
Prenez 5 minutes pour effectuer des respirations alternées lentes, puis une grande respiration, puis des respirations alternées rapides (voir p. 38).

Au menu de ma journée détox

Au petit déjeuner : le smoothie vert

Après l'effort, le réconfort ! Le secret d'une détox express réussie est d'apporter à votre corps une grande quantité d'éléments nutritifs, bienfaisants, faciles à assimiler et nécessitant peu d'énergie pour les digérer. Le smoothie vert est une délicieuse préparation de fruits et de légumes crus, un concentré de vitamines, de minéraux, mais aussi – grâce aux légumes verts – de chlorophylle, un élément indispensable à l'oxygénation et au nettoyage interne.
Testez cette excellente source de vitalité : il vous faut un blender, des fruits mûrs, des légumes verts, de l'eau et éventuellement des glaçons.

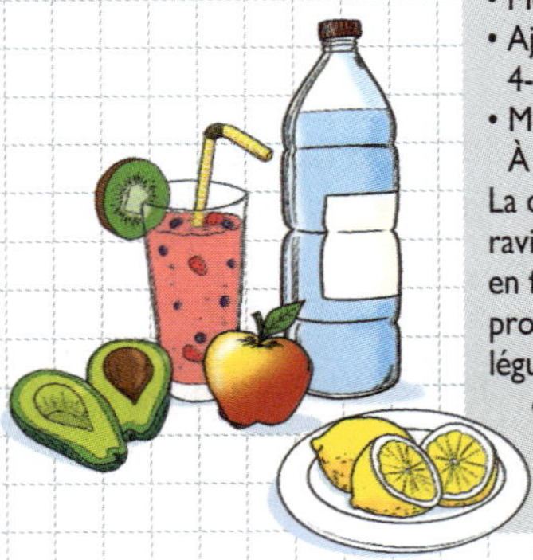

Smoothie vert

- Mettez dans le bol du blender ½ avocat, 1 pomme et 1 poire.
- Ajoutez 1 grosse poignée de mâche, 1 tige de céleri, 1 rondelle de gingembre frais, 4-5 feuilles de menthe, le jus de ½ citron et 1 à 2 verres d'eau.
- Mixez le tout pour obtenir une purée liquide, ajoutez des glaçons et dégustez. À votre santé !

La couleur verte du smoothie ne doit pas vous faire peur, la texture lisse et onctueuse ravit réellement les papilles. Beaucoup de combinaisons sont possibles, soyez créative en fonction des emplettes que vous avez faites. L'essentiel est de respecter une proportion à peu près équivalente de fruits (banane, kiwi, raisin, fraises, etc.) et de légumes à feuilles vertes (laitue, épinards, blettes, chou, etc.), d'ajouter en petite quantité des épices (cannelle, gingembre, curcuma, etc.) et/ou des herbes fraîches (persil, basilic, coriandre, etc.), puis de diluer avec de l'eau ou un autre liquide (eau de coco, lait végétal).

Dans la matinée

Buvez une infusion de plantes drainantes (romarin, artichaut…) et cocoonez-vous : écoutez de la musique, lisez un livre inspirant, allez voir une exposition d'art dans un musée… Vous avez enfin le temps de faire ce qui vous plaît sans autre ambition que de profiter pleinement du moment présent. Savourez la quiétude qui est en vous.

Au déjeuner

En entrée, préparez une belle assiette de crudités, arrosez-la d'huile de noix et de citron. Faites cuire à la vapeur une bonne quantité de légumes, ajoutez un filet de poisson ou de volaille. Au moment de servir, parsemez d'herbes aromatiques et arrosez d'un filet d'huile d'olive. Bon appétit !

Prenez conscience de ce que vous mangez !
Choisissez de petites bouchées et mâchez-les bien, laissez la salive enrober les aliments avant de les avaler. La salive contient des enzymes digestives importantes, qui économisent le travail de vos organes internes. En mangeant plus lentement, vous appréciez le goût, la texture et la saveur de chaque aliment. Ainsi, vous percevrez aisément le signal de satiété transmis par votre cerveau, et vous pourrez arrêter de manger quand vous en aurez assez, sans être complètement repue.

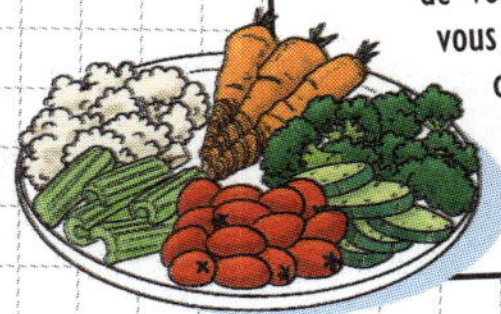

Dans l'après-midi

Continuez à boire en abondance de l'eau et/ou des infusions. Sortez faire une grande balade dans la nature. Prenez conscience de votre corps tout en marchant, détendez vos épaules et votre nuque, sentez comme votre respiration se synchronise avec le rythme de vos pas. Gardez vos sens éveillés pour apprécier ce qui vous entoure.

En collation

Dégustez une compote de pommes sans sucre et une infusion.

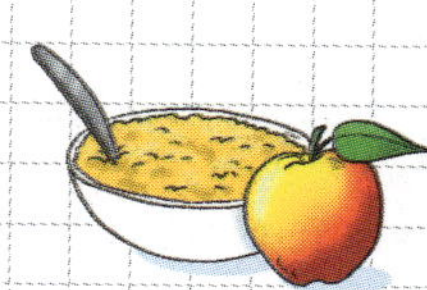

Ma séance de yoga en fin d'après-midi

Déroulez votre tapis pour votre seconde pratique de yoga-détox. Cette séance clôture votre journée en douceur et s'attache à la recherche de stabilisation du mental. Elle ouvre les articulations, détend la colonne vertébrale et vous fait entrer naturellement dans l'allongement du souffle.

L'objectif ? Vous ancrer en profondeur dans la détox et poursuivre la stimulation des organes d'élimination et de digestion. Comme vous avez déjà vu certaines postures de cet enchaînement, vous les accomplirez de façon plus détendue et équilibrée, et donc avec plus de bénéfices !

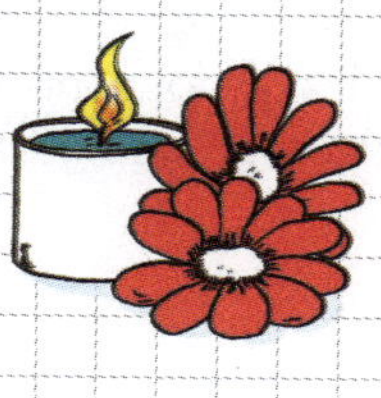

L'enchaînement successif de 10 postures se développe en crescendo pour vous ajuster plus intimement dans la relation à votre corps et vous mettre en condition pour une bonne nuit et un sommeil réparateur.

Durée de la séance : 1 heure.

L’essentiel à retenir

Tout part de l’éveil des sensations du souffle et se prolonge dans la lenteur, l’attention et la précision des gestes dans les postures.
Seuls quelques muscles sont nécessaires pour vous maintenir dans une posture ; prenez conscience de la tension dans chaque groupe de muscles, de ceux qui sont vraiment nécessaires et de ceux qui se crispent involontairement.

Déroulé de la séance

Un moment de détente respiratoire au préalable : allongée sur le dos, entrez dans votre bulle de bien-être pour accueillir les sensations du moment et écoutez-vous respirer. Faites d’abord des petites respirations, et, enfin, une grande respiration (voir p. 38).

1. La préparation au rocking

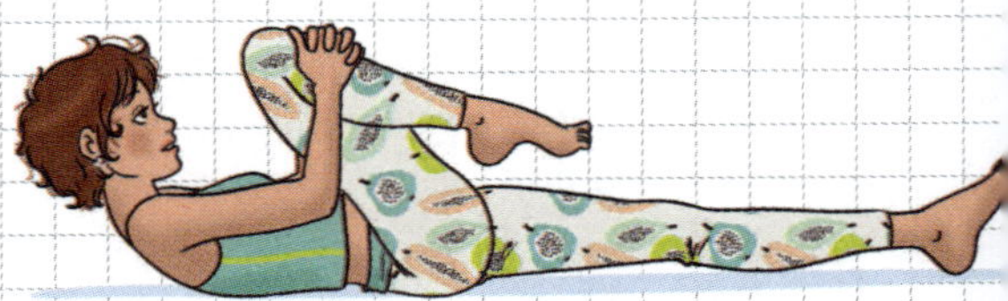

Allongée sur le dos, genoux fléchis. Construisez la posture **par étapes** : effectuez d’abord une expiration libre, puis l’étirement de la nuque et, enfin, celui de la jambe (voir le détail p. 44).
Procédez ainsi deux fois alternativement sur chaque jambe et une dernière fois les deux jambes ensemble. Enchaînez directement avec les rockings.

Vous connaissez les culbutos, ces petits jouets qui oscillent d’avant en arrière ? Faites la même chose et demeurez en « position d’œuf » pendant que vous roulez.

2. Les rockings

Position de départ : assise, les deux jambes repliées l’une contre l’autre et ramenées sur le buste, croisez les doigts et nouez les mains près des chevilles.

1. Inspirez, gardez le souffle, baissez la tête et faites le dos rond. Basculez vers l’arrière.
2. Expirez en revenant vers l’avant dans la position de départ.
3. Faites ces roulades plusieurs fois.

Après les rockings, allongez-vous sur votre tapis pour vous détendre, gardez les genoux pliés, et faites des petites respirations avec une main posée sur l’abdomen.

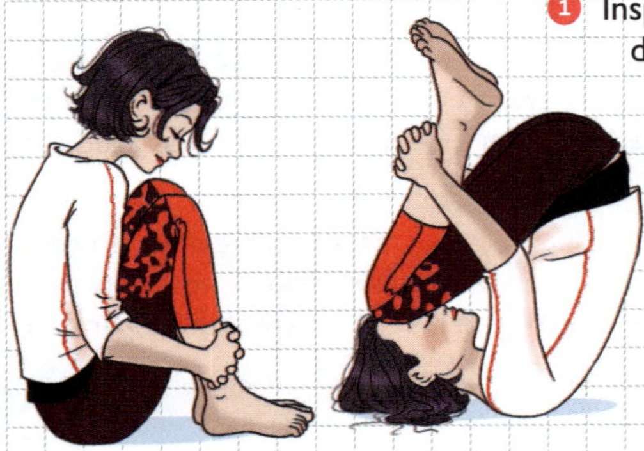

Puis allongez les jambes et les bras le long du corps pour effectuer une belle grande respiration. Après chacune des postures suivantes, vous vous offrirez une pause identique, rythmée par 3 temps : un moment d'intériorité, des petites respirations, une grande respiration.

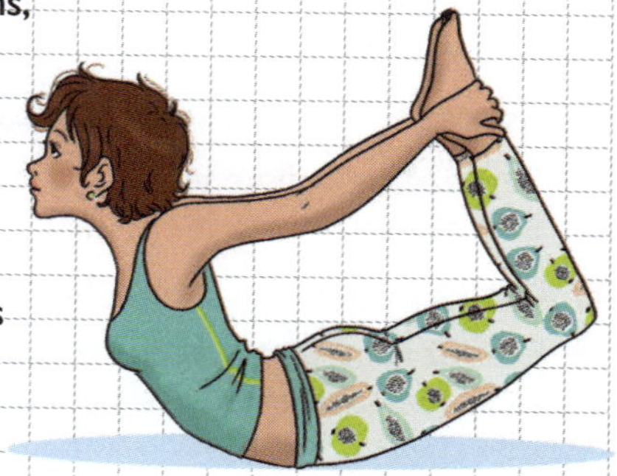

3. L'arc

Allongée sur le ventre, menton au sol, les mains sur les chevilles. Inspirez, gardez le souffle et élevez les pieds vers le ciel, redressez la tête (voir p. 45).

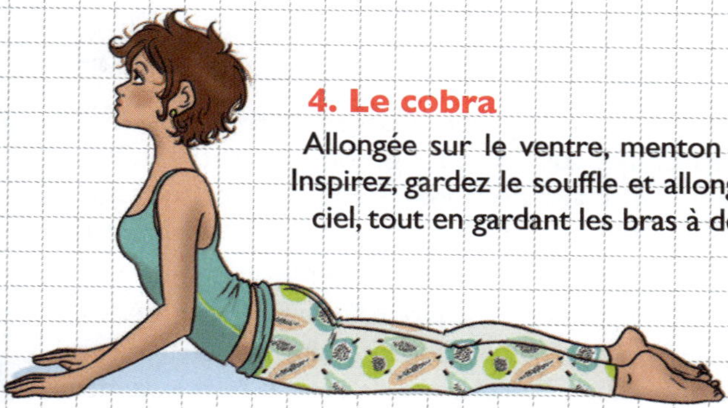

4. Le cobra

Allongée sur le ventre, menton au sol, serrez les coudes près du corps. Inspirez, gardez le souffle et allongez votre cou en soulevant la tête vers le ciel, tout en gardant les bras à demi-pliés (voir p. 50).

5. Le demi-pont

Allongée sur le dos, genoux fléchis et pieds parallèles. Montez le bassin en maintenant les fessiers contractés. Allez aussi haut que possible et installez les mains en soutien du bassin. Respirez calmement (voir p. 50).

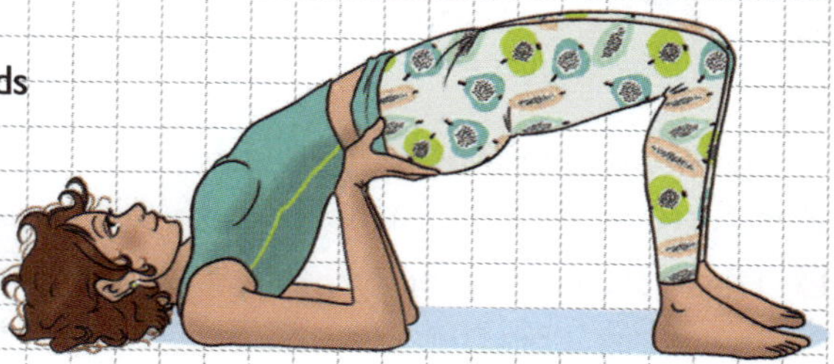

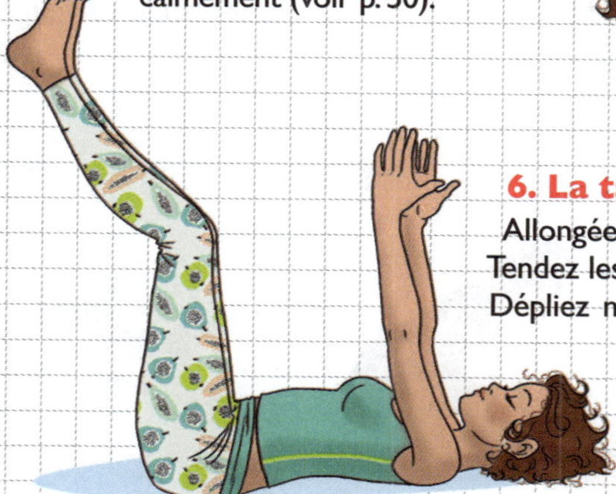

6. La table

Allongée sur le dos, les genoux ramenés sur le ventre. Tendez les bras à la verticale, paumes de main face à face. Dépliez mollement les jambes (voir p. 51). Restez ainsi quelques instants en respirant tranquillement.

7. La pince debout

Position de départ : debout avec un petit écart entre les deux pieds parallèles, autoagrandissez-vous en étirant vers le ciel le sommet du crâne.

1. Inspirez en vous étirant vers le haut pour dégager la taille.
2. Gardez l'air, maintenez le dos droit et penchez-vous en avant pour aller poser le ventre sur les cuisses. Pliez les genoux si nécessaire.
3. Laissez pendre la tête vers le sol et cravatez les orteils avec les index.
4. Expirez librement, amenez la tête vers les genoux, relâchez les bras et restez ainsi quelques instants, les poumons vides.

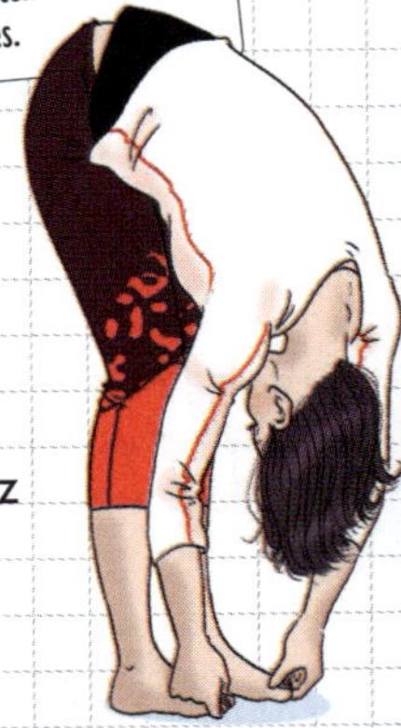

8. L'assise en demi-tête de vache

Position de départ : assise une jambe allongée devant vous, l'autre repliée pied vers l'extérieur. Les cuisses et les genoux se touchent. Placez les mains près des fessiers, poussez sur les bras tendus pour vous allonger vers le ciel, le dos est droit et la taille se dégage.

Dans cette position, effectuez une série de petites respirations, ensuite une grande respiration. Puis changez de côté, et refaites la même série de respirations.

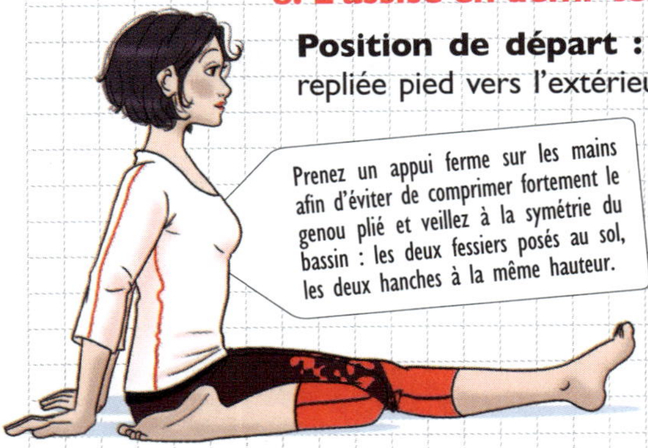

9. Le demi-poisson sur le dos

Position de départ : allongée sur le dos, genoux fléchis, pieds posés à plat au tapis.

1. D'un côté, étirez progressivement une jambe en poussant le talon au sol.
2. Puis étirez le bras tendu du même côté. Agrandissez-vous et maintenez une allonge tonique.
3. De l'autre côté, laissez tomber doucement le genou ouvert sur le tapis.
4. Du même côté, ouvrez le bras pour dégager l'épaule et laissez-le reposer sur le tapis.
5. En respirant constamment, maintenez une allonge tonique du côté étiré, associée à la plus grande passivité de l'autre côté.
6. Revenez à la position de départ, prenez quelques instants de pause.
7. Changez de côté et redistribuez les rôles attentivement.

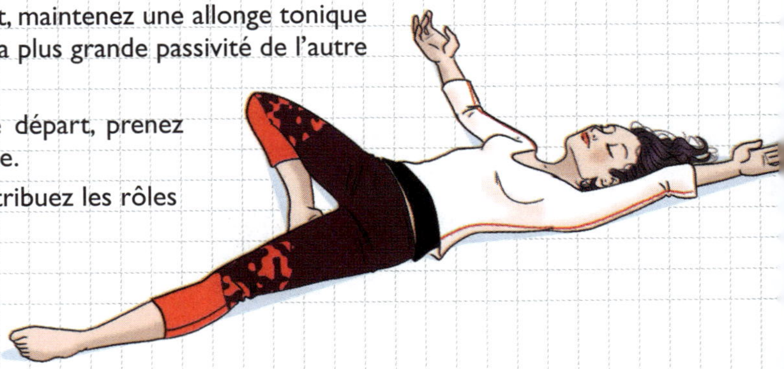

Cette posture est construite en asymétrie : la séparation nette opérée entre des intentions si différentes de l'un et l'autre côté du corps nécessite de la vigilance !

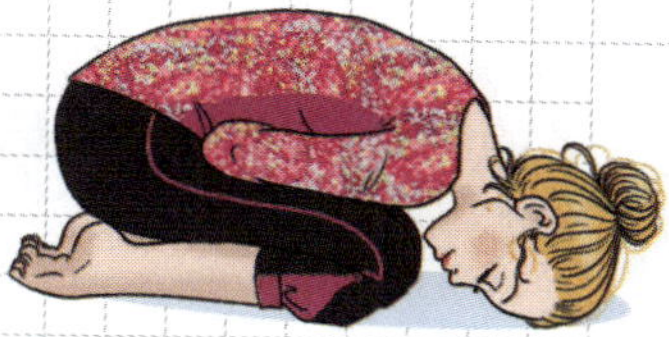

10. Le yoga mudra en diamant

En posture du diamant, les poings dans la pliure des cuisses. Inspirez et posez le front au tapis. Expirez librement et restez en apnée expiratoire. Redressez-vous sur l'inspiration (voir p. 52).

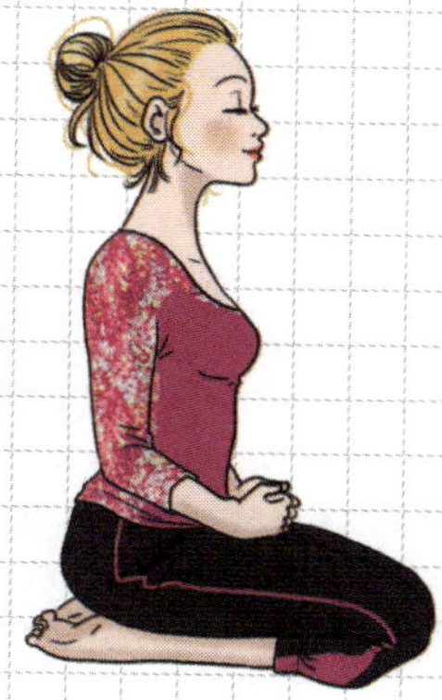

Fin de la séance

Restez dans la **posture du diamant** ou asseyez-vous en **posture de l'élève** (voir p. 39) pour **pratiquer les exercices respiratoires alternés** : des respirations alternées lentes, puis des respirations alternées rapides.
Maintenez encore quelques instants un état d'immobilité les yeux fermés et appréciez le silence.

Au menu de ma soirée détox

La soupe détox

Sur le même principe que la veille, préparez-vous une bonne soupe de légumes qui constituera votre repas. Vous pouvez reprendre la même recette ou varier les légumes : chou, poireau, carotte, navet, fenouil, épinards, céleri, courge…
Prenez une casserole, jetez-y une poignée des légumes choisis, ajoutez de l'eau à hauteur des légumes et laissez-les cuire à feu doux. N'oubliez pas d'ajouter des oignons et des épices (cumin, curry…) pour parfumer délicatement la soupe et en augmenter les bienfaits détox.

Les seuls ingrédients à éviter sont les pommes de terre et le sel afin d'accélérer le drainage des toxines.
Tous les autres légumes contiennent une multitude de nutriments protecteurs et des fibres qui facilitent la détox. Savourez tranquillement votre soupe en vous félicitant d'avoir si agréablement progressé sur le chemin de la détox et d'avoir pleinement profité de chaque moment.

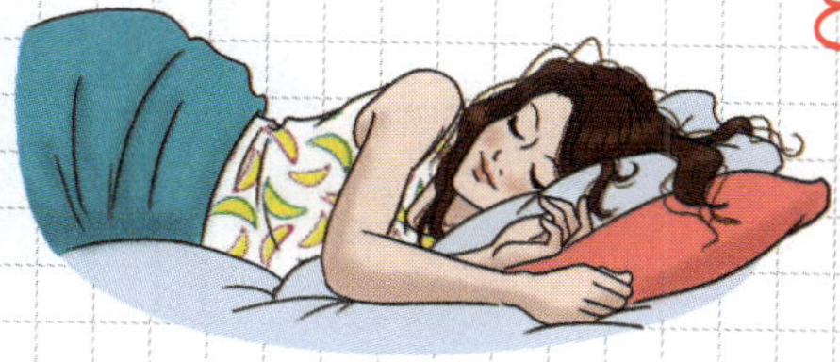

En soirée

Dès que le marchand de sable toque à votre porte, vous irez au lit avec le sentiment satisfaisant que le processus d'élimination des toxines et de régénération va se poursuivre de lui-même pendant que vous dormez du sommeil du juste !

Mon programme pas à pas : dimanche

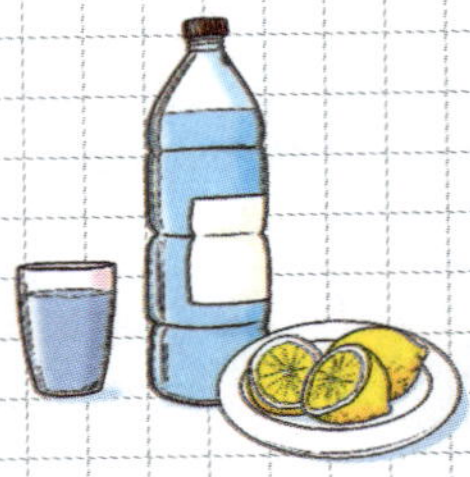

Au réveil

Cette dernière journée détox commence aussi avec un grand verre d'eau tiède et le jus de ½ citron fraîchement pressé. Buvez-le à petites gorgées.

Ma séance matinale de yoga

Le thème de cette séance est de vous offrir le luxe d'être pleinement présente dans votre corps, votre esprit et votre respiration. Par **l'exploration patiente des postures en conscience,** vous entreprenez un voyage en vous et renouez avec votre énergie profonde.

L'objectif ? L'enchaînement de ces 10 postures va finir de dépoussiérer sans fioritures votre métabolisme en activant plusieurs groupes musculaires essentiels. Chacune des postures est amenée par celle qui la précède, et la trame facilite l'exploration des postures connues et de celles que vous découvrez. Votre énergie sera entièrement canalisée au service de votre bien-être et de votre détox.

Durée de la séance : 1 heure.

L'essentiel à retenir

N'anticipez pas, laissez-vous surprendre par ce qui vient, vivez cette séance comme si c'était la toute première. Recherchez des voies de passage dans les postures déjà connues en passant par la ligne de moindre effort.

Déroulé de la séance

Allongez-vous sur le dos, prenez conscience de votre respiration. Faites quelques petites respirations, puis, sans forcer, offrez-vous une grande respiration comme un grand soupir de bien-être.

1. Le chat

Position de départ : à quatre pattes. Ne forcez pas sur votre dos, laissez-le se dérouler en le creusant à l'inspir et en l'arrondissant à l'expir. Ralentissez le mouvement et maintenez les coudes très tendus.

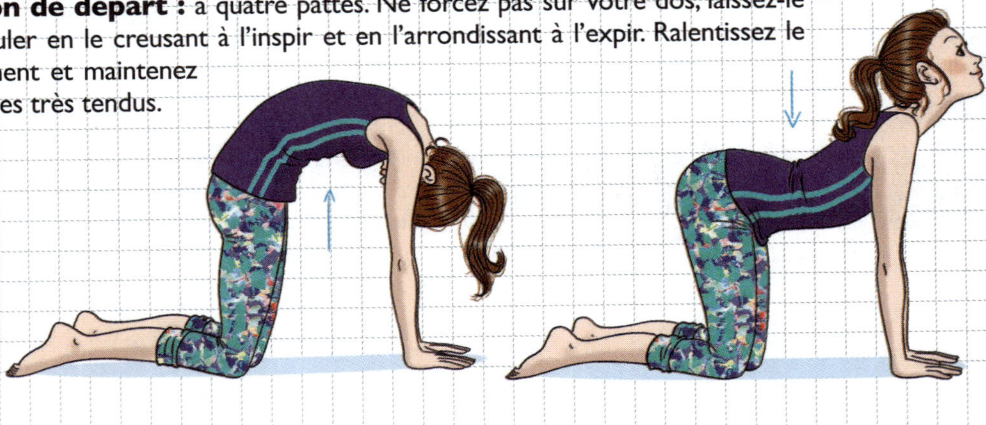

Veillez à placer un temps de détente et de respirations entre chaque posture. Allongée sur le dos, donnez-vous le temps d'intégrer les effets de la posture. Puis ramenez votre attention sur votre abdomen et faites de petites respirations. Terminez avec une grande respiration (voir p. 38).

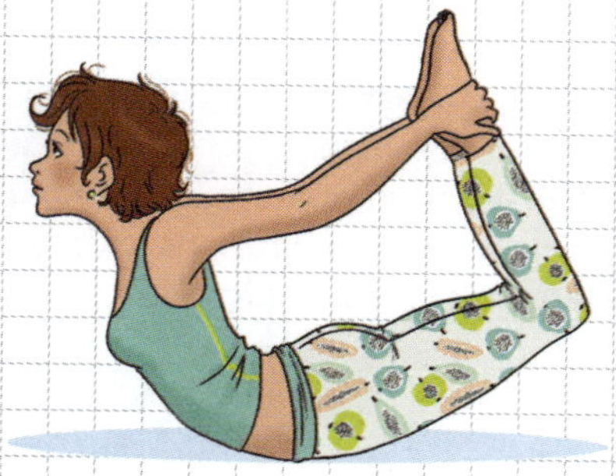

2. L'arc

Position de départ : à plat ventre, les mains sur les chevilles, inspirez avant de déplier vos jambes vers le ciel. Maintenez ainsi la posture quelques instants, les poumons pleins.

3. La sauterelle

Position de départ : allongée sur le ventre, les jambes l'une contre l'autre. Le menton est posé au sol, les bras reposent le long du corps, les poings sont fermés, le dos de la main au sol. Arrondissez le haut du dos en rapprochant les épaules l'une de l'autre. Maintenez fermement le menton et les épaules au sol, ils ne doivent plus être déplacés.

La poussée dans les bras et les épaules sert de « levier » pour soulever les jambes. Veillez à garder le menton et les épaules au sol pendant toute la posture.

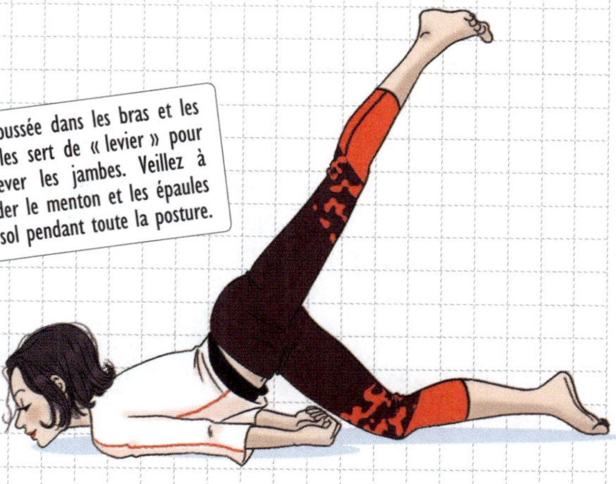

1. Raidissez le genou de la jambe droite, inspirez et soulevez la jambe tendue verticalement en poussant sur vos bras. Redescendez lentement en expirant.
2. Faites la même chose avec la jambe gauche : tendez-la, inspirez, puis levez-la. Enfin, expirez en la reposant au sol.
3. Recommencez encore une fois avec la jambe droite, puis la jambe gauche.
4. Sans déplacer le menton ni les épaules, soulevez le bassin pour glisser vos bras tendus dessous, poings fermés l'un contre l'autre. Reposez le bassin sur vos poings.
5. Inspirez, retenez l'air, et soulevez les deux jambes pliées ensemble. Restez ainsi immobile quelques instants.
6. Lorsque vous avez envie d'expirer, contrôlez la descente des jambes et ramenez-les au sol.

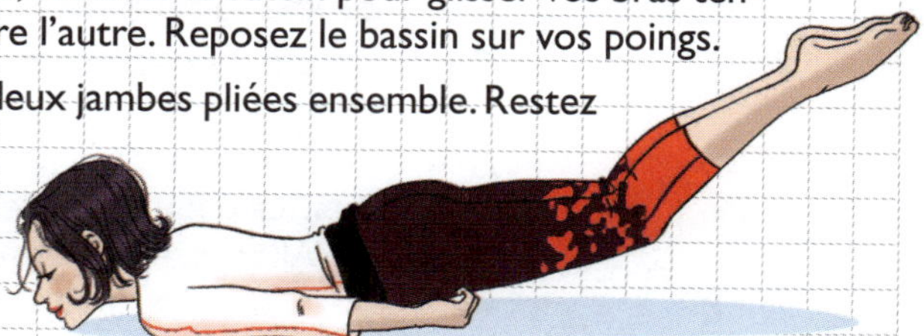

La sauterelle a beaucoup d'effets sur le métabolisme : à la fin de la posture, replacez-vous sur le dos et attendez de retrouver un souffle régulier. Laissez-vous retrouver un rythme calme avec la petite respiration, avant d'effectuer une grande respiration.

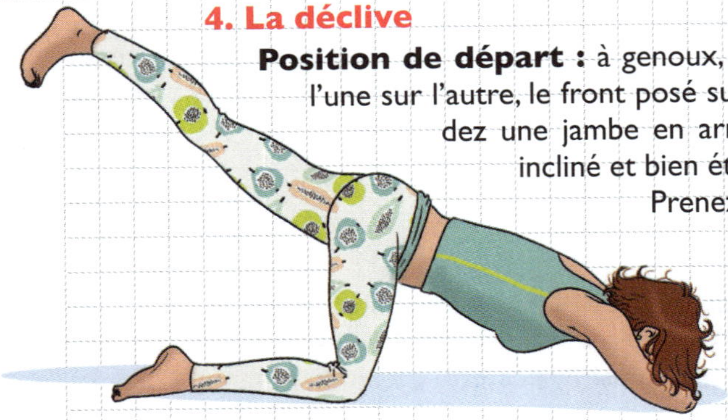

4. La déclive

Position de départ : à genoux, les avant-bras écartés au sol et les mains l'une sur l'autre, le front posé sur les mains. En respiration constante, tendez une jambe en arrière et soulevez-la pour former un plan incliné et bien étiré du talon à la nuque. Changez de jambe.

Prenez ensuite la position « de répit » : assise sur les talons, le front posé sur les poings empilés l'un sur l'autre.

Redressez-vous en posture du diamant pour effectuer des respirations abdominales et une grande respiration.

5. L'assise en demi-lotus

Position de départ : allongée sur le dos, les genoux fléchis. Ramenez la jambe droite pliée sur le ventre, attrapez le pied avec les deux mains et placez-le dans la pliure de la jambe gauche. Relâchez progressivement votre jambe droite, laissez s'ouvrir le genou.

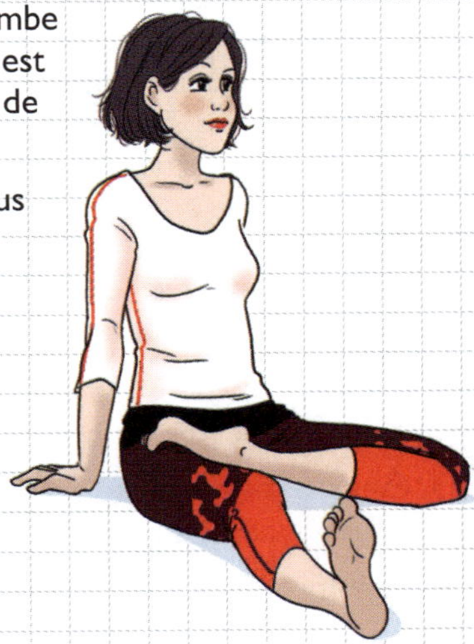

1. Asseyez-vous sans modifier la position des jambes : la jambe gauche se trouve allongée face à vous, la jambe droite est pliée, le pied calé sur le haut de la cuisse gauche, la plante de pied tournée vers le haut.
2. Positionnez les mains juste à côté des fessiers et servez-vous de l'appui des bras pour étirer le dos et dégager la taille.
3. Laissez les petites respirations animer l'abdomen.
4. Effectuez une grande respiration.
5. Libérez avec précaution votre jambe en demi-lotus.
6. Allongez-vous de nouveau, genoux pliés, pour installer la jambe gauche dans la pliure de l'aine droite, et redressez-vous pour faire les respirations.

6. La pince latérale

Position de départ : assise en posture de l'élève, le buste face à la jambe allongée, inspirez, basculez le bassin vers l'avant et crochetez le gros orteil avec les index des mains. Expirez et restez ainsi quelques instants, les poumons vides. Puis recommencez de l'autre côté.

Allongez-vous ensuite sur le dos, oubliez tout et ramenez votre attention sur le souffle. Lorsqu'il est régulier, faites quelques inspirs et expirs naturels avant d'effectuer une grande respiration.

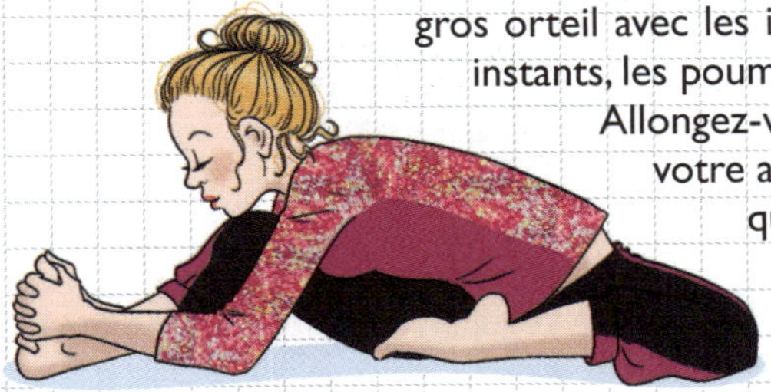

7. Le poisson, jambes en tailleur

Position de départ : allongée sur le dos, positionnez les deux jambes pliées en tailleur, puis les deux bras en couronne autour de la tête. Respirez librement. Changez ensuite de côté.

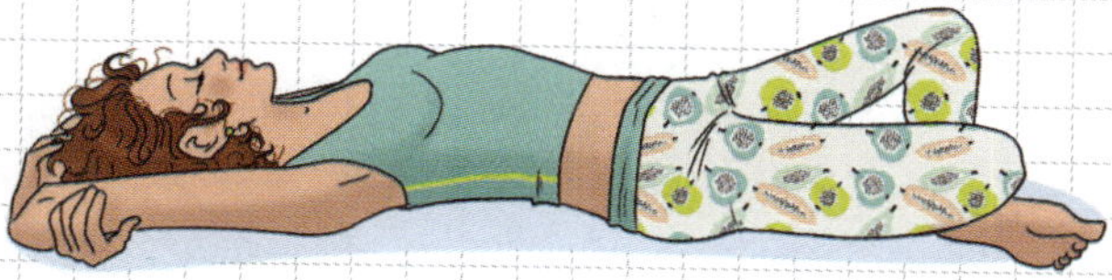

8. Le yoga mudra en diamant

Position de départ : assise en posture du diamant, inspirez, descendez vers l'avant pour poser le front au sol. Expirez, relâchez, puis restez ainsi quelques instants, les poumons vides.

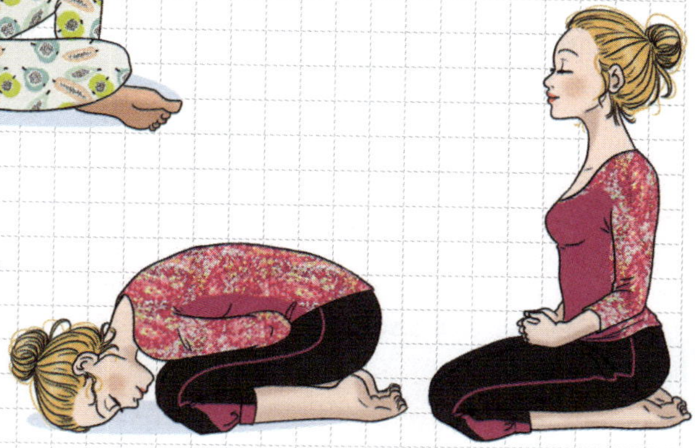

9. Le demi-pont

Position de départ : allongée sur le dos, les pieds parallèles au sol. Poussez sur les pieds afin de soulever le bassin aussi haut que possible. Glissez les mains en appui au niveau des reins. Maintenez la posture en respirant calmement. Puis revenez en position initiale en freinant volontairement la descente.

Faites une série de petites respirations et finissez avec une seule grande respiration.

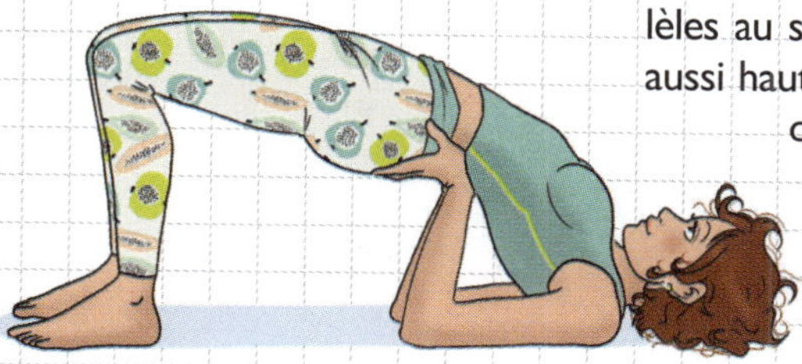

10. La fente avant

Position de départ : à partir de la position du chat, placez le pied droit à l'extérieur de la main droite. Redressez-vous et autoagrandissez-vous en étirant le sommet du crâne vers le plafond.

1. Poussez le genou droit vers l'avant et abaissez le bassin lentement. Les bras et les mains sont libres. Ne décollez pas le pied droit et respirez constamment.
2. Demeurez un temps confortable en fente.
3. Pour remonter : poussez le pied droit dans le sol et ramenez lentement le genou dans la position initiale.
4. Changez de côté.

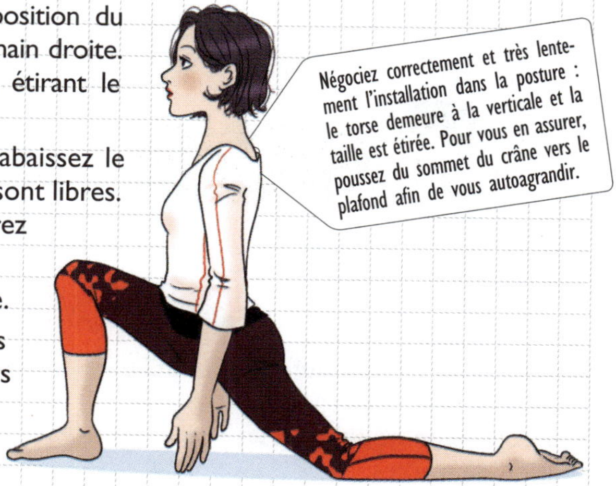

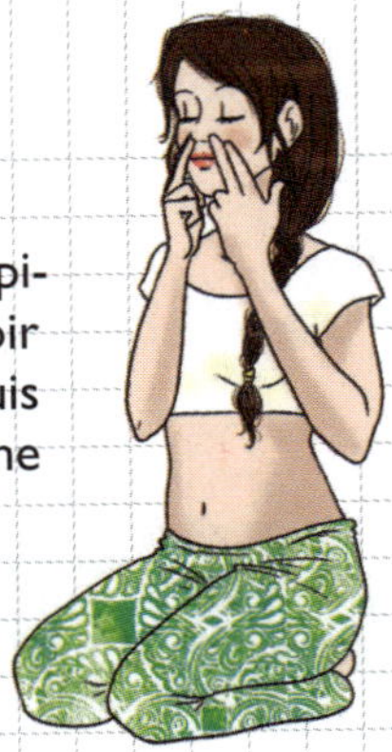

Fin de la séance

Pour permettre à l'énergie de circuler en profondeur, pratiquez les respirations alternées en posture assise, le dos bien aligné, de façon à pouvoir respirer librement. Faites d'abord des respirations alternées lentes, puis une grande respiration, ensuite des respirations alternées rapides, enfin une grande respiration.

Au menu de ma journée détox

Au petit déjeuner : le smoothie vert

Ce matin, craquez à nouveau pour un smoothie vert détox ! Vous avez dû sentir combien votre énergie était agréable à vivre durant la journée d'hier, sans coup de pompe, alors que votre digestion s'est faite discrète et légère !

Testez cette nouvelle recette de smoothie « banane-mangue-laitue »

- 1 banane
- ½ mangue
- 2 poignées de laitue
- du basilic

Ajoutez de l'eau dans le blender et dégustez immédiatement.

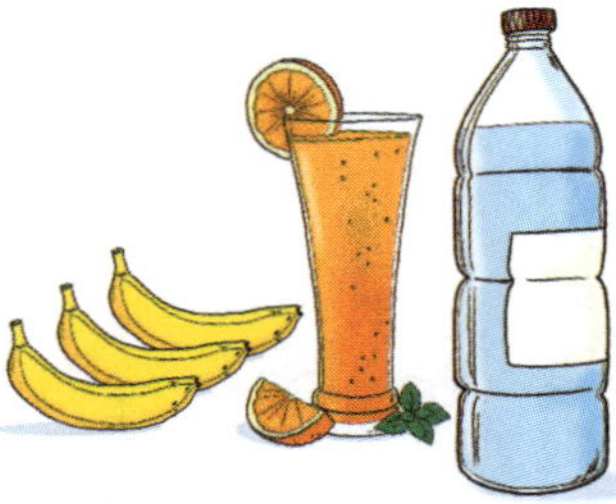

En matinée

Continuez à boire des infusions. C'est aussi le moment de sortir marcher ou de pédaler sur votre vélo au grand air, ou encore de paresser sans rien faire… Suivez votre envie profonde sans réfléchir.

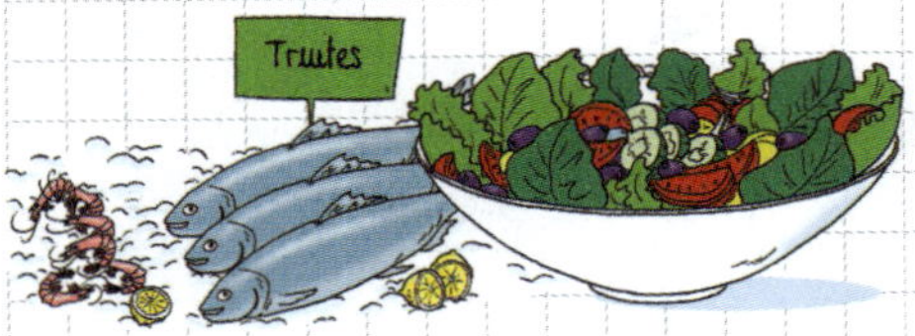

Au déjeuner

Déjeunez léger : des crudités en entrée, du poisson ou de la volaille, et beaucoup de légumes cuits à la vapeur. Finissez avec une infusion.

Dans l'après-midi

Sieste ou pas ? L'essentiel est de continuer à faire ce qu'il faut pour vous régénérer.
Prenez une collation avec un fruit frais si vous avez faim et une infusion de plantes.

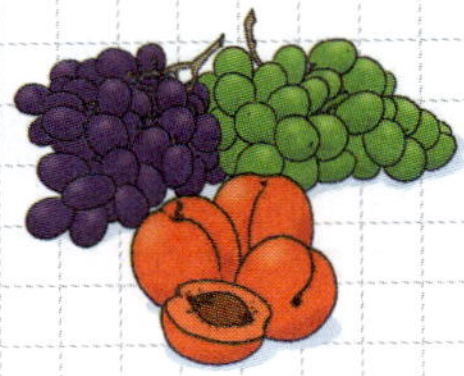

Ma séance de yoga en fin de journée

En guise de séance, **vous allez pratiquer 2 cycles de la « salutation au soleil »**. Traditionnellement, cet ensemble très complet de mouvements est effectué le matin pour honorer et remercier le brillant astre qui nous apporte lumière, chaleur et énergie. Mais comme rien n'est figé, vous pouvez le faire à n'importe quel moment et le voir comme une façon de célébrer votre propre soleil intérieur.
Vous avez déjà pratiqué certaines des postures incluses dans la salutation au soleil lors des séances précédentes : l'alignement de votre corps a été préparé et la justesse de vos postures en sera donc bien meilleure ! Vous pourrez par la suite exécuter des salutations au soleil **en introduction** à vos séances, car elles échauffent tout le corps et stimulent l'énergie.

L'objectif ?
La salutation au soleil est une série de 12 postures dans une savante alternance d'étirements et de flexions symétriques synchronisés avec la respiration. Elle agit à plusieurs niveaux : relance de la circulation sanguine, détente du système nerveux, étirements musculaires, oxygénation complète et grand massage interne salvateur. La salutation au soleil est l'exercice idéal pour vous revigorer en douceur et vous enraciner dans la pratique du yoga.

Durée de la séance : 20 minutes.

L'essentiel à retenir
Expérimentez chaque position une par une, et lentement, pour bien l'exécuter et la mémoriser. Réalisez ensuite un enchaînement complet, de façon la plus fluide possible.
Jetez-vous à l'eau et faites selon vos possibilités, en sachant qu'il est primordial de bien placer votre souffle et de coordonner correctement votre respiration avec les mouvements.

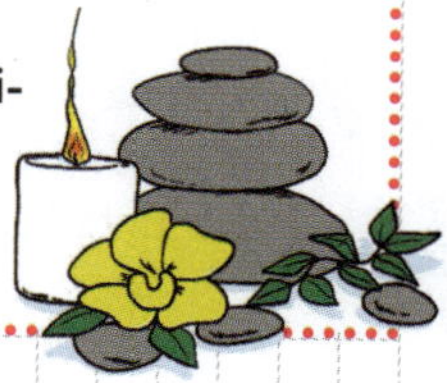

Position de départ
Debout, pieds parallèles légèrement écartés. Étirez-vous pour vous agrandir. Placez vos mains jointes devant la poitrine.

Déroulé de la séance

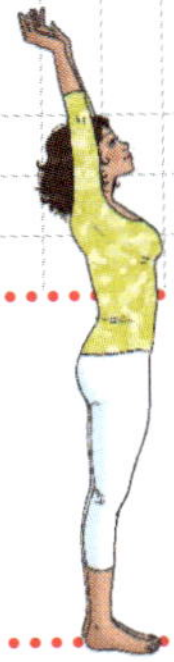

❶ Inspirez, levez les coudes puis tendez les bras vers le ciel et étirez-les près des oreilles.

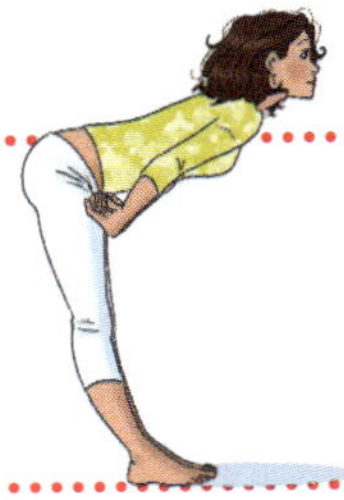

❷ Retenez l'air et inclinez le buste vers l'avant, le dos étiré à plat et les jambes tendues.

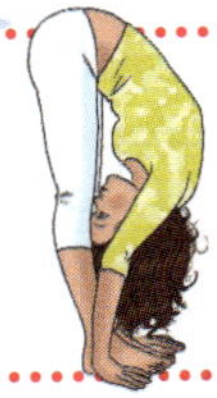

❸ Posez les mains au sol, les doigts sur la même ligne que les orteils. Si nécessaire, pliez les genoux. Relâchez bien la nuque.

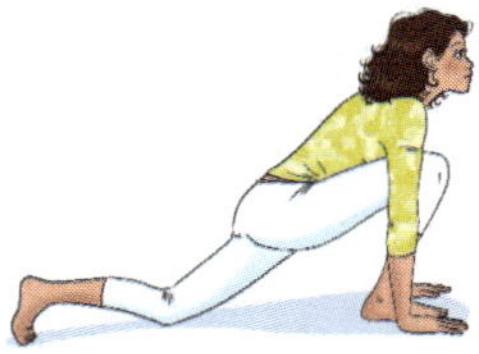

❹ Restez les poumons pleins, puis tendez la jambe gauche loin en arrière. Posez le genou au sol, redressez-vous et étirez-vous en fente, les mains restent au sol.

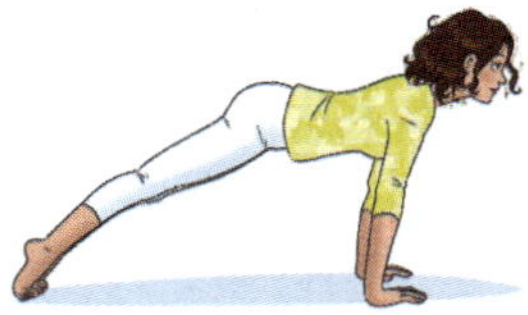

❺ Tendez la jambe droite en arrière, puis formez une ligne droite avec tout le corps, le poids réparti sur les mains et la pointe des orteils. Puis expirez lentement.

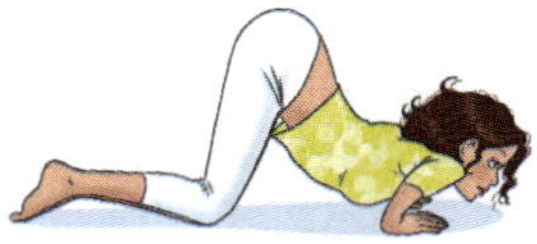

❻ Maintenez les poumons vides et posez les genoux au sol, fléchissez les coudes pour poser la poitrine et le menton au sol, cambrez-vous, les hanches restent relevées.

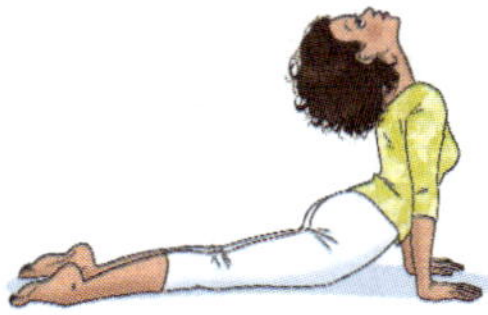

❼ Glissez vers l'avant, inspirez en redressant le buste, les mains au sol. Ouvrez la poitrine, gardez les épaules basses.

8 Retenez l'air, retournez les orteils et relevez les hanches jambes tendues. Relâchez la tête entre les bras, poussez sur les talons vers le sol.

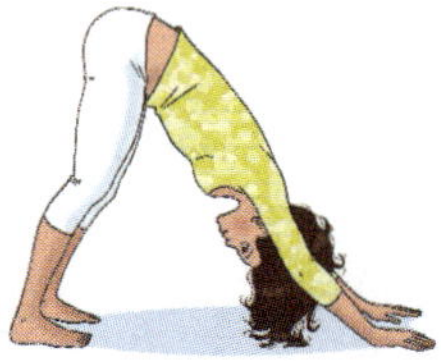

9 Ramenez la jambe gauche vers l'avant, posez le pied entre les mains, puis le genou droit au tapis et redressez-vous en expirant doucement.

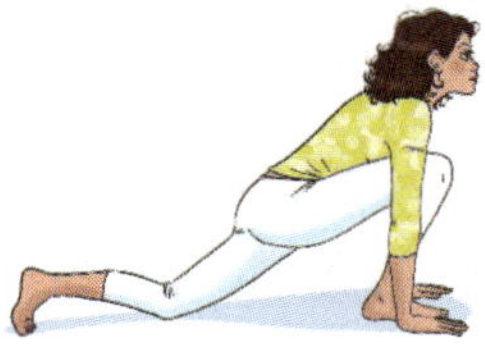

10 Ramenez l'autre jambe vers l'avant, le pied droit se pose à côté du pied gauche, les mains au sol.

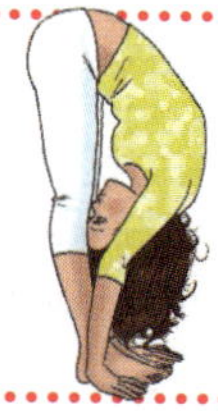

11 Inspirez, redressez-vous, levez les bras vers le ciel, étirez-vous.

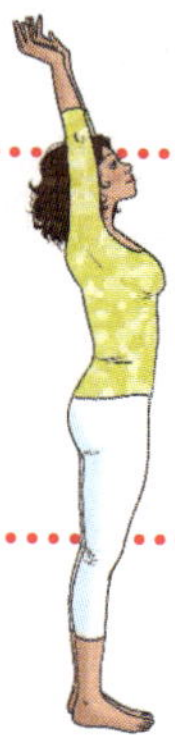

12 Expirez et ramenez les mains en prière devant la poitrine.

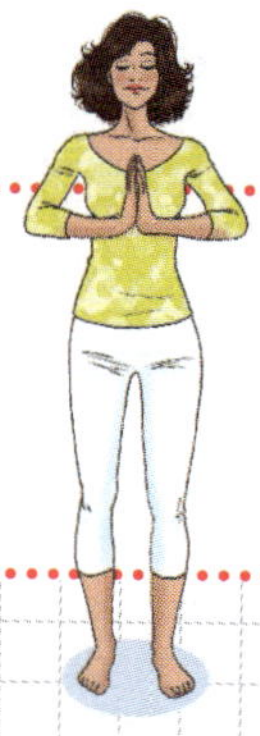

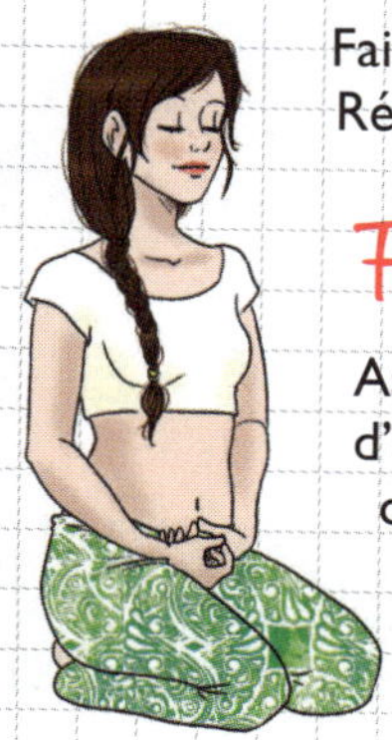

Faites une pause puis recommencez de l'autre côté.
Répétez ensuite un cycle complet, soit 2 salutations au soleil.

Fin de la séance

Asseyez-vous en posture du diamant (voir p. 39) pour permettre au corps d'assimiler pleinement les bienfaits des salutations. Fermez les yeux et restez quelques instants dans la détente.

Vous finirez la séance par quelques respirations alternées lentes, une grande respiration, quelques respirations alternées rapides, enfin une grande respiration.

Au menu de ma soirée détox

Mon dernier repas détox : la soupe de légumes

À consommer à volonté tout au long de la soirée en demeurant consciente de ce que vous mangez : l'aspect, l'odeur, le goût…
Félicitez-vous, votre cure touche à sa fin, vous avez fait un pas important vers vous-même et vous pouvez porter un regard très serein sur la réussite de votre détox. Avant de vous endormir, faites-vous la promesse de demeurer éloignée de ce qui est néfaste pour vous et de maintenir des habitudes de vie saines.

Bilan de ma cure détox

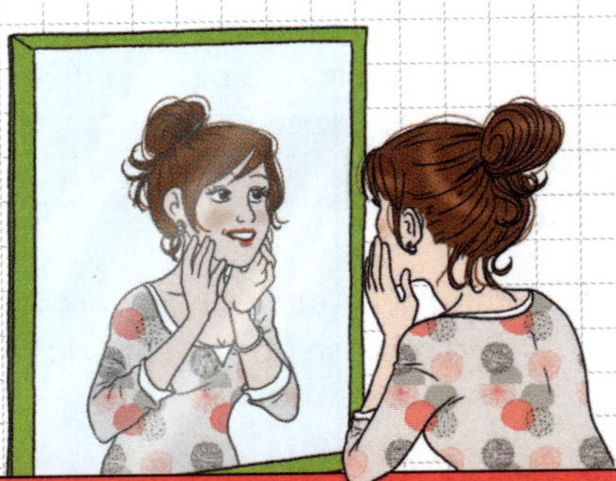

En début de week-end, listez les objectifs que vous vous fixez et relisez-les à plusieurs reprises durant la cure. En faisant le bilan ci-après, vous constaterez combien votre esprit est un allié immense pour atteindre votre but et en amplifier les bénéfices.

Mes objectifs	Les résultats après la cure
Me sentir plus légère	
Augmenter ma vitalité	
Ne plus avoir de coup de barre après le repas	
Améliorer mon transit	
Sublimer ma peau	
Gagner en concentration	
En finir avec les fringales	
Avoir une digestion facile	
Avoir un sommeil réparateur	
Me sentir moins stressée	
Autre :	
Autre :	
Autre :	

Chapitre 7

Mon programme yoga-détox minceur en 1 semaine

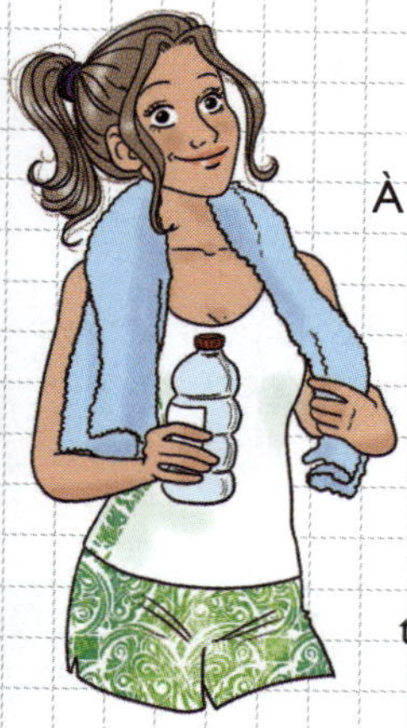

À l'image du grand ménage de printemps effectué dans la maison, cette cure minceur et antitoxines opère un vrai drainage en profondeur afin de débarrasser votre organisme de ce qui entrave son bon fonctionnement. Un corps encrassé par des toxines et des toxiques réagit peu et mal, son écosystème interne est bouleversé et stocke facilement. Même si la détox ne doit pas être confondue avec un régime amaigrissant, lorsque vous donnez l'opportunité aux émonctoires de fonctionner à plein régime, vous levez du même coup ce qui fait barrage à une perte de poids. Voilà comment, en toute logique, un organisme nettoyé des impuretés est relancé et se déleste aisément des petits kilos en trop.

Les secrets de votre plan d'attaque

- Supprimer un maximum de toxines de votre assiette.
- Vous alléger sans vous priver, ni vous frustrer.
- Maximiser les processus naturels d'élimination par le yoga.
- Renforcer l'effet détox avec des plantes ciblées.
- S'attaquer au surplus graisseux et vous tonifier par le yoga.

Les résultats attendus : un corps purifié, une silhouette remodelée et un regain d'énergie. Motivée pour passer à l'action ? Allons-y !

Comment réussir ma cure ?

Vous allez suivre à la lettre le programme nutritionnel proposé, et il serait plus prudent d'éviter les tentations durant la cure : fuyez les invitations et refusez les repas en famille car vous ne pouvez faire aucun écart sous peine de compromettre les résultats.

Les menus détox sont conçus pour que vous mangiez à votre faim et que vous vous régaliez sainement, mais il est possible que les premières 48 heures vous paraissent difficiles, surtout s'ils modifient radicalement vos habitudes. Avant de trouver votre rythme, il serait normal de vous sentir fatiguée ou un peu patraque, votre fonctionnement interne doit, lui aussi, s'ajuster à la détox. Si c'est ainsi, dites-vous que votre corps se nettoie et élimine, mettez-vous à son écoute, ne luttez pas et, au besoin, couchez-vous plus tôt qu'à l'accoutumée.

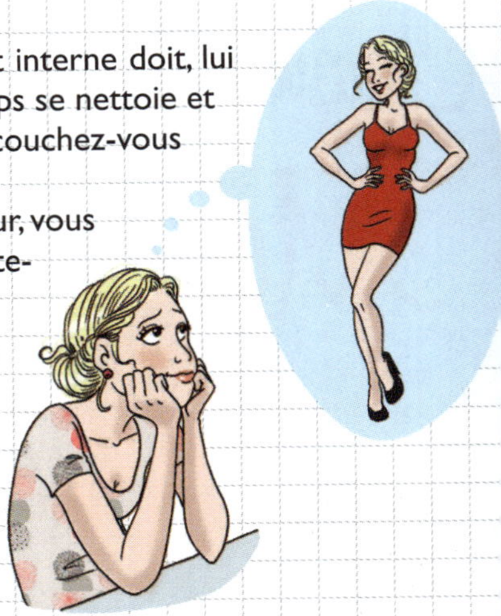

Le jeu en vaut vraiment la chandelle car, au seuil du troisième jour, vous retrouvez généralement la grande forme et vous savez parfaitement bien équilibrer votre assiette.

La durée de la cure standard est de 7 jours, afin de vous permettre d'obtenir des résultats significatifs, mais elle peut être adaptée en fonction de vos besoins ou de votre emploi du temps. Cependant, pour être efficace et enclencher un processus de nettoyage profond, cette cure doit durer au minimum 5 jours. Si vous aviez envie de la poursuivre au-delà d'une semaine, sachez qu'une détox n'est pas vouée à être prolongée, car elle pourrait entraîner des carences. Ne dépassez pas une dizaine de jours, et prévoyez plutôt ce qu'il vous faut pour avoir ensuite un mode de vie optimal. Il sera beaucoup plus profitable pour votre organisme d'adopter à la suite de la détox un bon équilibre alimentaire et une hygiène de vie convenable sur le long terme.

À quel moment me lancer ?

En théorie, un programme antitoxines peut être introduit à tout moment. Mais pour mettre toutes les chances de votre côté, il vaut mieux prendre le temps de bien choisir la date qui vous convient.

Pour vous guider, la nature étant bien faite, vous pouvez prendre en compte le rythme des saisons : le printemps et l'automne sont des moments particulièrement propices à un grand nettoyage interne. Mais nul besoin d'attendre la date officielle sur le calendrier, mettez-vous plutôt à l'écoute de votre corps. Souvent, il vous montre qu'il est temps de passer à l'action et de vous préparer aux changements de la nouvelle saison en éliminant les trop-pleins de la saison précédente.

Le premier des signaux peut être celui d'une prise de poids malgré vos efforts pour maigrir. Cependant, une fatigue persistante, des maux de tête ou des problèmes de peau devraient aussi vous inciter à envisager rapidement le démarrage d'un programme antitoxines et minceur, ce sera votre botte secrète pour récupérer et gagner en vitalité !

Dernier point à considérer : pour que votre cure détox soit réellement efficace, il est nécessaire de prendre en compte votre niveau de stress. Il est nettement préférable de prévoir la cure durant une semaine où vous aurez du temps libre devant vous, la possibilité de vous reposer, de pratiquer des séances de yoga, ainsi que d'autres activités plaisantes… Bref, de vous occuper de vous !

Côté fréquence, il n'est pas souhaitable de suivre ce programme plus de 1 à 2 fois par an.

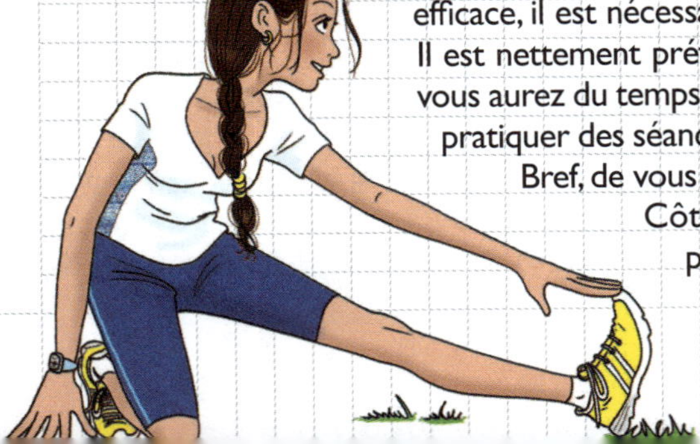

Le carnet de bord de ma cure antitoxines minceur

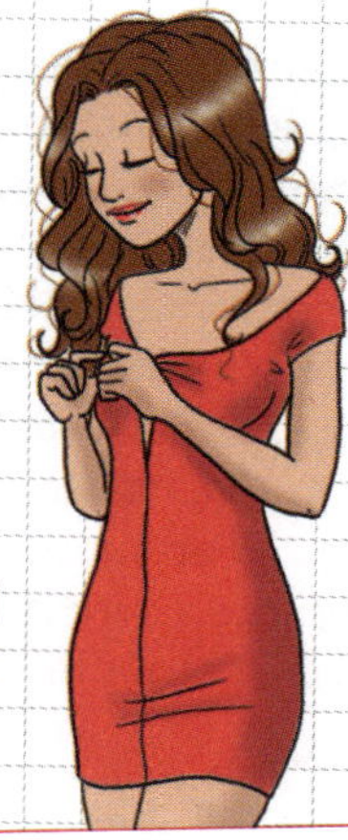

Définir et noter vos objectifs est la meilleure façon de vous motiver et d'évaluer les résultats obtenus.
Au premier jour de votre cure, décidez clairement quels défis vous souhaitez relever, notez chacun d'entre eux, et sélectionnez ensuite les trois qui sont prioritaires. Prenez un mètre de couturière pour vous mesurer et pesez-vous.
Au dernier jour de votre cure, notez vos résultats ci-dessous. Pas avant, car il serait contreproductif de vous peser ou de vous mesurer tous les jours ! Il est d'ailleurs possible que la cure ait créé des changements significatifs là où vous ne les attendiez pas, soyez positive et félicitez-vous de vos accomplissements.

Date de démarrage de ma cure : ....

Mes défis

- ❑ Amorcer une perte de poids
- ❑ Trouver un meilleur équilibre alimentaire
- ❑ Me tonifier
- ❑ Mieux résister au stress
- ❑ Digérer facilement
- ❑ Purifier ma peau
- ❑ Gagner en vitalité

Mes mensurations

Tour de taille : ....

Tour de hanches : ....

Tour de cuisses : ....

Tour de bras : ....

Poids : ....

Date de fin de ma cure : ....

Mes résultats

....

....

....

....

....

Mes résultats

....

....

....

....

....

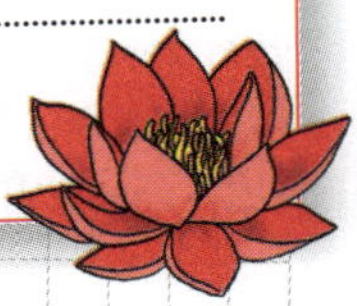

Que vais-je manger pendant ma détox ?

Loin de vous obliger à ne manger que des feuilles de salade toute la semaine et vous priver à outrance, le programme minceur et antitoxines se base sur la simple combinaison gagnante : « manger mieux et bouger plus ». Cela représente moins d'efforts que ce que vous pensez, et l'objectif

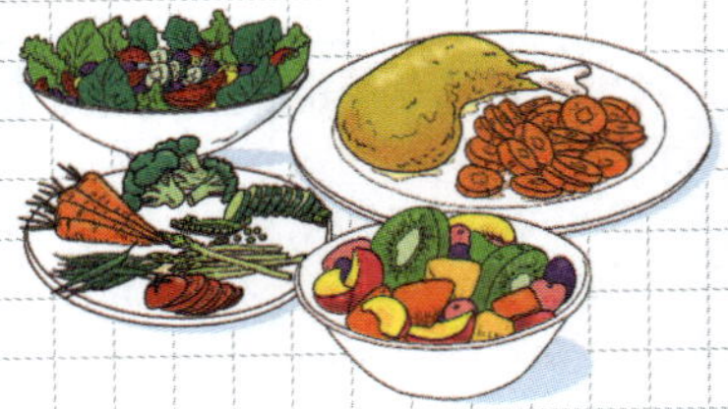

dans votre assiette est double : aider vos principaux émonctoires – le foie, les reins et les intestins – à se nettoyer, et normaliser les mécanismes du corps essentiels à la maîtrise d'un poids stable. Sans qu'il n'y ait aucun comptage de calories ni de restriction concernant plein de mets savoureux, vous pouvez manger toutes les catégories d'aliments, ce qui vous permet de vous concocter des repas 100 % plaisir et équilibrés sans ressentir de frustration. Mais pour favoriser efficacement la perte de poids, il vous faudra être très attentive aux glucides – leur apport est volontairement contrôlé, et vous devrez apprendre à faire la différence entre les aliments à index glycémique élevé et les autres. Découvrez ci-dessous les 5 principes de base de votre alimentation…

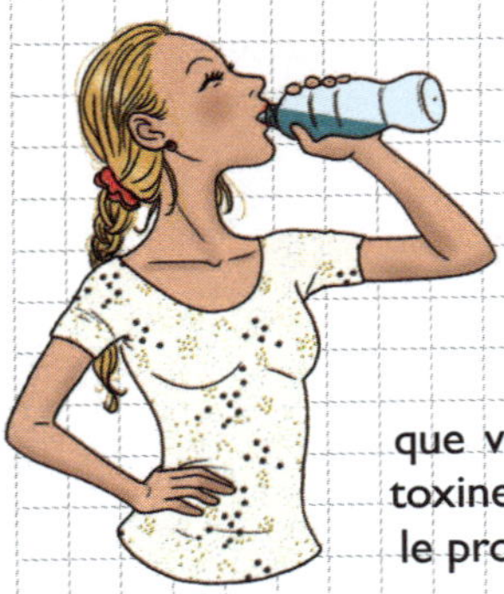

Côté boisson et hydratation

C'est le moment de vous rappeler l'importance de bien vous hydrater pour que votre organisme fonctionne normalement. Partez du principe qu'il faut boire plus qu'à votre habitude pendant les périodes de détox. En augmentant les quantités bues, non seulement vous avez plus d'énergie, mais vous éliminez plus : l'eau que vous buvez entraîne avec elle une bonne partie des déchets et des toxines déchargées par les émonctoires. Vous soutenez ainsi efficacement le processus de nettoyage.

Côté végétaux

Le principe de toute cure détox est de soulager votre système digestif. C'est pourquoi l'un des points importants est de faire le plein de légumes frais.

Attaquez le déjeuner chaque jour avec une généreuse portion de légumes crus pour les vitamines et les enzymes qu'ils renferment, par exemple sous forme de salade composée ou de jus de légumes, moins irritants pour les intestins sensibles.

Ajoutez-y beaucoup de légumes cuits dont l'effet drainant est remarquable. Prenez la saine habitude d'organiser vos repas autour des légumes et sélectionnez ceux qui sont les plus drainants (voir p. 18). Autant les légumes sont alcalins, autant la plupart des fruits sont acidifiants. Ils sont donc à consommer en plus petites quantités (2 par jour) et en dehors des repas. Mangez-les entiers, crus ou cuits en compote et sans sucre.

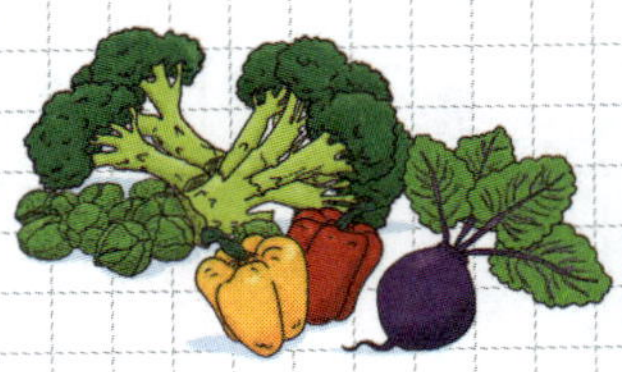

Côté protéines

Durant ces 7 jours, vous mangerez une part de protéines au déjeuner, une autre au dîner. Cette catégorie d'aliments vous procure une sensation de satiété durable et elle est indispensable à votre organisme, à condition d'éviter tout excès qui serait source de toxines supplémentaires pour le foie. Plutôt que la quantité, faites le choix de la qualité bio ; à défaut, procurez-vous une volaille fermière ou des produits sauvages pêchés en mer.

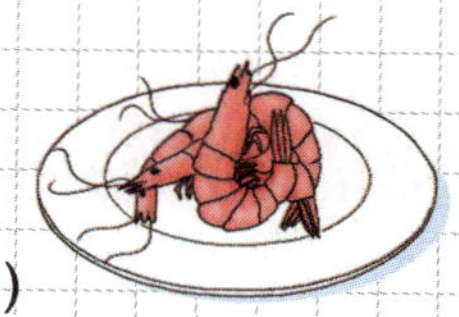

Pour le déjeuner, mangez 80 à 100 g de protéines animales, au choix :
- de la volaille (poulet ou dinde)
- du poisson maigre (cabillaud, lieu ou colin…)
- du poisson gras (sardines, maquereaux, anchois, harengs ou saumon…)
- des crustacés (crevettes, moules ou huîtres…).

Évitez les gros poissons comme le thon, trop pollué en métaux lourds, mais aussi la viande rouge, les abats, la charcuterie ou les œufs trop compliqués à digérer.

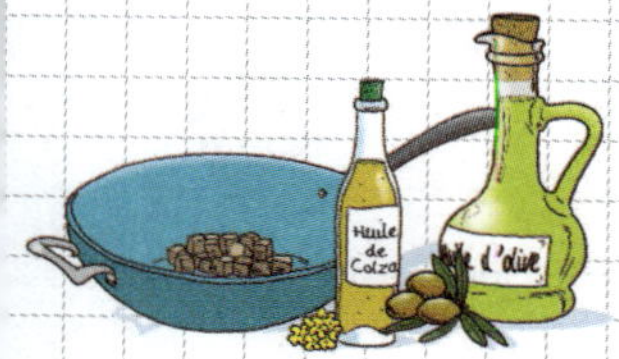

Quant au dîner, vous pouvez choisir 80 g de poisson ou opter pour un repas 100 % végétarien à base de protéines végétales : tofu, champignons, lentilles…

Côté matières grasses

Durant cette détox, vous ne faites pas la chasse au gras (bannissez quand même le fromage et la crème fraîche !), mais vous privilégiez les acides gras de très bonne qualité, en consommant uniquement des huiles vierges bio de première pression à froid : olive, colza, noix, cameline, etc. Comptez l'équivalent de 3 à 4 cuillerées à café chaque jour, à prendre au cours des repas.
Au déjeuner, ajoutez par exemple 1 cuillerée à café d'huile de noix sur vos crudités et, le soir, utilisez 1 cuillerée à café d'huile d'olive pour préparer un wok de légumes et 1 autre cuillerée à café pour assaisonner les crudités.

Côté glucides

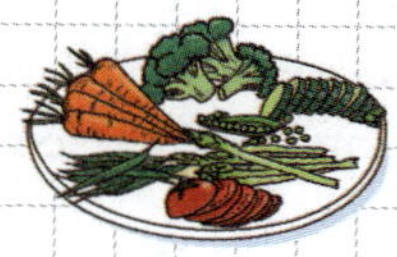

Au cours du programme, vous devez limiter la quantité de sucre que vous mangez. Sans forcément vous en rendre compte, la tendance est souvent à la surconsommation. Même si vous ne sucrez pas vos infusions, des glucides se cachent partout dans vos repas : fruits, légumes, légumineuses, pain et autres céréales, pommes de terre, oléagineux… Or, une des clés de la minceur est d'inciter votre organisme à brûler en priorité la graisse de vos kilos superflus afin de produire de l'énergie. Pour cela, il suffit de remplacer les aliments à index glycémique élevé par une quantité raisonnable d'aliments à index glycémique bas ou modéré. Rien de bien compliqué à adopter, et effet garanti (par des études scientifiques) sur votre silhouette !

Aliments à IG faible (moins de 55)	**Aliments à IG modéré (entre 55 et 70)**	**Aliments à IG élevé (plus de 70)**
Pâtes cuites *al dente*	Riz basmati	Pain (blanc ou complet)
Lentilles	Banane	Pommes de terre
Pommes et compote sans sucre ajouté	Pain au levain et pain au levain multicéréales	Corn-Flakes® et la plupart des céréales du petit déjeuner
Poires	Pâtes bien cuites	Semoule
Oranges	Maïs doux	Riz blanc
Raisins	Ananas	Miel
La majorité des légumes	Cerises	Aliments à base de farine de Blé

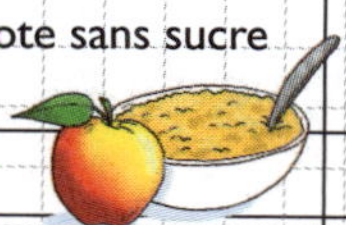

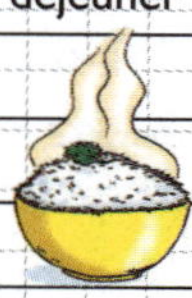

Aliments à IG faible (moins de 55)	Aliments à IG modéré (entre 55 et 70)	Aliments à IG élevé (plus de 70)
Les légumineuses (haricots secs, pois chiches, lentilles…)	Melon	Viennoiseries
Flocons d'avoine	Raisins secs	Sucreries
Pruneaux, abricots secs	Muesli (sans blé)	Galettes de riz soufflé
Amandes et autres oléagineux		Barres chocolatées
Quinoa		Biscuits
Yaourt de soja		
Pain type Wasa®		

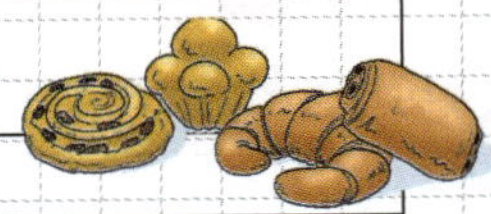

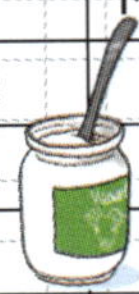

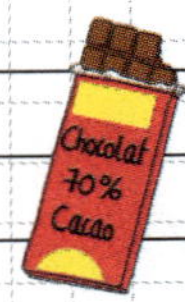

Comment je gère les aliments glucidiques ?

Vous ne devez pas dépasser 50 g (pesés cuits) par repas d'aliments à IG bas ou modéré, et au total 150 g par jour au maximum. Pour être certaine de faire une impasse complète sur les IG élevés, videz vos placards des aliments interdits (ceux à IG élevé).

Si vous avez un nombre important de kilos à perdre

Bannissez momentanément les aliments à IG modéré et élevé, choisissez uniquement des aliments à IG faible pour établir vos menus de la semaine.

Si vous avez un léger surpoids

Combinez à la fois les aliments à IG faible et ceux à IG modéré, mais pas plus de 150 g par jour.

Les 10 commandements de votre programme alimentaire

1. Ne sautez pas de repas et ne vous affamez pas. Chaque jour, faites 3 repas principaux, selon votre faim, ajoutez une collation.
2. Les légumes sont la base de vos repas : choisissez-les de saison et imaginez de succulentes combinaisons pour les accompagner.
3. Mangez des protéines et des graisses de très bonne qualité et en quantité suffisante.
4. Choisissez uniquement des céréales à IG bas ou modéré : pain au levain, riz basmati, quinoa…
5. Consommez des légumineuses au moins 3 fois dans la semaine.
6. Supprimez les produits laitiers (vache, brebis, chèvre) incompatibles avec une détox réussie.
7. Cuisinez vous-même et prenez du plaisir à expérimenter de nouvelles recettes.
8. Abusez des aromates, indispensables à la détox des intestins et du foie : ciboulette, coriandre, basilic…
9. Buvez chaque jour au moins 8 verres d'eau entre les repas pour stimuler le nettoyage de vos reins.
10. Ajoutez 3 tasses de tisane détox chaque jour (voir p. 84).

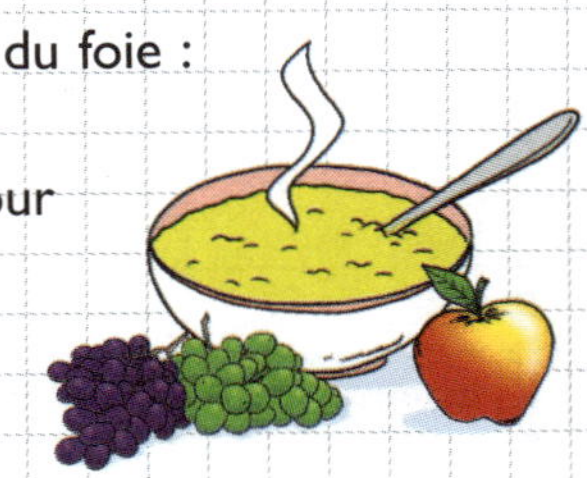

Ma journée type

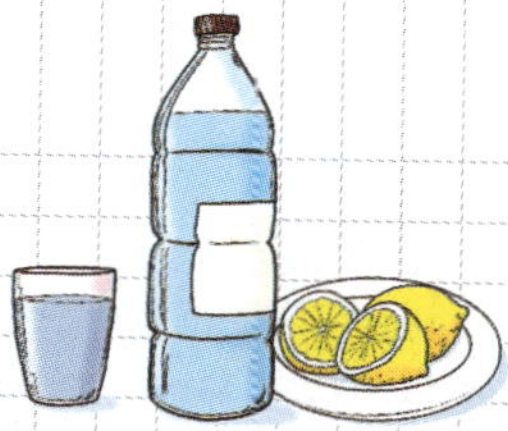

Au réveil

Buvez le jus de ½ citron dilué dans un verre d'eau tiède 15 minutes avant le petit déjeuner. Ce breuvage est le premier geste détox du foie de toutes les cures efficaces.

Petit déjeuner

- 2 tranches de pain au levain (ou l'équivalent de 50 g) + de la purée d'amandes

Ou un petit bol de muesli sans gluten ou de flocons d'avoine (50 g) + 1 yaourt de soja.

- 1 thé vert ou rouge (rooboïs) ou 1 infusion de plantes drainantes sans sucre.

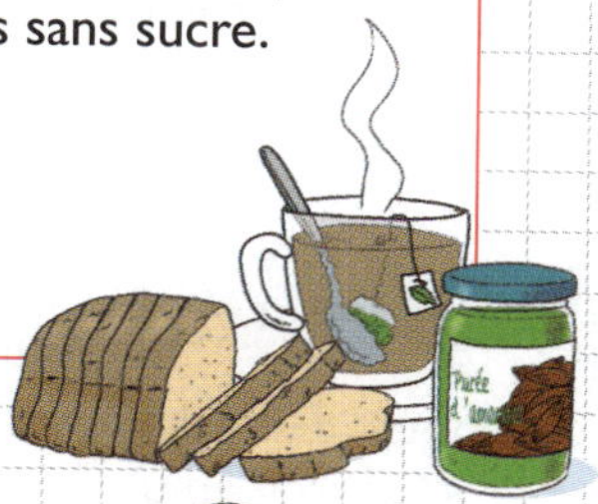

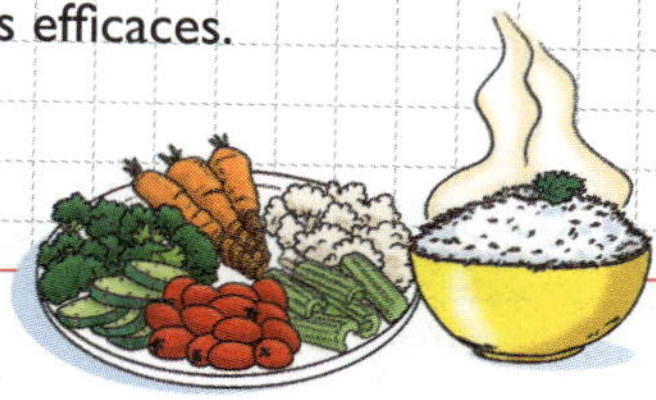

Déjeuner

- Des crudités de saison – carotte, radis noir, chou rouge, concombre… – parsemées de persil et accompagnées d'une vinaigrette à base d'huile d'olive et de jus de citron

Ou un jus de légumes.

- 80 à 100 g de protéines : 1 blanc de poulet grillé ou 1 filet de cabillaud vapeur.
- Des légumes cuits (à la vapeur ou revenus rapidement au wok avec un peu d'huile d'olive et dégustés légèrement croquants) : poireaux, courgettes, aubergines, chou-fleur… parsemés d'herbes aromatiques (basilic, thym, laurier…) pour donner du goût.
- 3 cuillerées à soupe rases de riz basmati ou de quinoa (ou l'équivalent de 50 g).

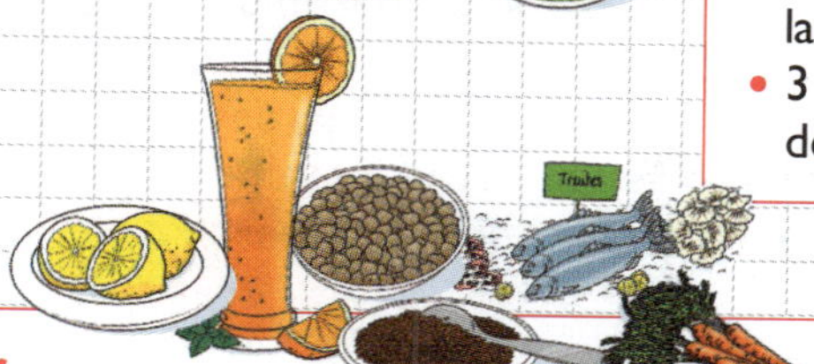

Dîner

- Des crudités de saison – mâche, laitue, betterave crue… – assaisonnées d'huile de noix et de jus de citron et agrémentées d'échalote et de ciboulette

Ou 1 jus de légumes frais.

- Des protéines « maigres » : 1 filet de poisson ou 1 steak de soja.
- Des légumes cuits.
- Selon votre faim : 3 cuillerées à soupe maximum de riz ou de quinoa, éventuellement à remplacer par des lentilles, des pois chiches ou des haricots secs.

Collation

- 1 fruit frais ou une compote sans sucre ou 5 amandes ou 1 carré de chocolat noir.
- 1 infusion de plantes drainantes.

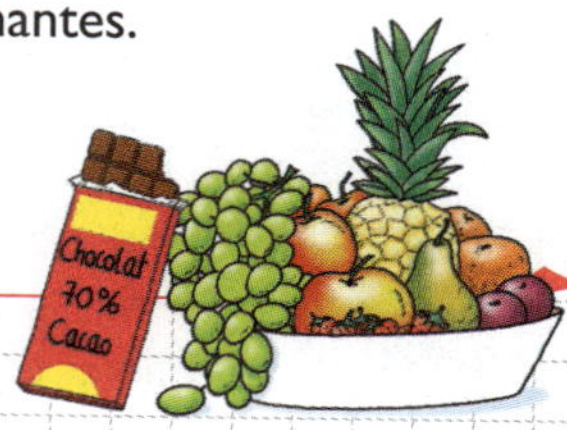

Les plantes qui expulsent les toxines

De nombreuses plantes peuvent être utilisées pour favoriser les effets de votre détox et lui donner un sérieux coup de pouce. Grâce à l'aide de la phytothérapie, vous accélérez naturellement la libération des surcharges en délogeant les toxines et en stimulant en profondeur le travail de tous les émonctoires. Dans une herboristerie, faites préparer le mélange de plantes suivantes à parts égales…

La formule complète dépurative

- Chicorée (racine)
- Saponaire (racine)
- Bardane (racine)
- Pissenlit (racine)
- Romarin (feuilles)

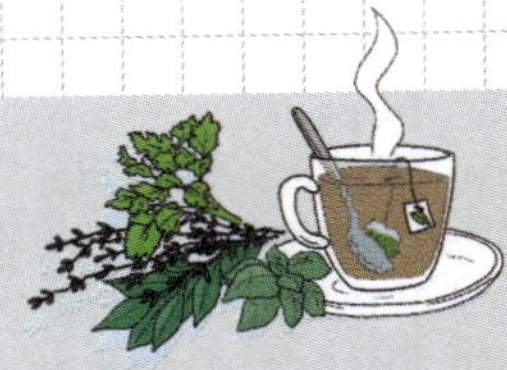

Préparation : Prélevez 5 cuillerées à soupe du mélange. Jetez-les dans 1 litre d'eau et portez à ébullition. Maintenez l'ébullition pendant 3 minutes, puis laissez infuser à couvert pendant 10 minutes. Filtrez.

À consommer tout au long de la journée.

Chacune des plantes choisies cible le drainage : comme le romarin, la chicorée vise le foie, avec l'avantage d'adoucir et de protéger les intestins des risques d'irritation ; le pissenlit est bénéfique à la fois au foie et aux reins ; la bardane, aux reins et à la peau ; et la saponaire est un dépurateur général.

Les bains dérivatifs qui chassent les graisses en excès

Ce traitement d'hydrothérapie est un incontournable qui complète idéalement votre détox en dirigeant les toxines et les mauvaises graisses vers la sortie. Il est très simple, gratuit et efficace. Le principe des bains dérivatifs est de refroidir les deux plis de l'aine et le périnée pour faire circuler les fluides et attirer les toxines vers la voie d'élimination naturelle des intestins. Pour que cette technique de drainage fonctionne, il faut une différence significative de température entre le corps chaudement couvert et la partie rafraîchie pour créer un mouvement d'élimination.

En pratique : 2 solutions au choix

La plus pratique et la plus adaptée chez soi, au bureau ou en voiture, c'est une poche de gel que vous trouverez en pharmacie. Mettez-la au congélateur, puis enveloppez-la d'un papier absorbant ou d'un tissu léger avant de la déposer au fond de votre culotte durant 3 heures par jour. Changez-la dès qu'elle se réchauffe.

L'autre méthode est plus contraignante mais plus rapide et plus efficace. Asseyez-vous sur un bidet ou sur un seau que vous remplirez d'eau bien fraîche. Trempez un gant et faites-le glisser sur les plis de l'aine, du pubis vers l'anus alternativement à gauche et à droite. À pratiquer quotidiennement de 10 à 20 minutes consécutives durant votre cure, le matin à jeun ou le soir 1 heure après le dîner selon vos disponibilités.

Mieux encore, vous pourrez continuer ce rituel simple toute l'année comme un geste simple d'hygiène interne.

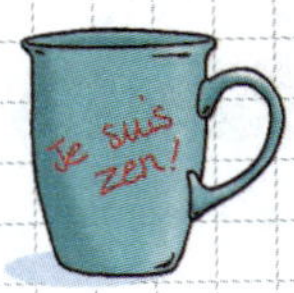

Mon enchaînement yoga « antitoxines »

Grâce à des postures bien précises, cet enchaînement dynamique de yoga permet d'accélérer la chasse aux indésirables et la purification de l'organisme. L'enchaînement se concentre sur votre personne tout entière, en agissant à différents niveaux, et sur de multiples fonctions de la détox du système nerveux, musculaire, circulatoire et hormonal. Vous favorisez à la fois le nettoyage de votre corps et de votre esprit.

L'accent est mis sur la recherche d'une respiration profonde et sur la pratique d'une catégorie de postures spécifiques, les torsions, que vous réalisez après les préludes nécessaires à leur installation correcte sans forcer. Chacune des postures de l'enchaînement est un trait d'union et un dialogue avec celles qui l'encadrent, l'une préparant ou complétant l'autre, pour parvenir en un minimum de moyens à un maximum d'effets.

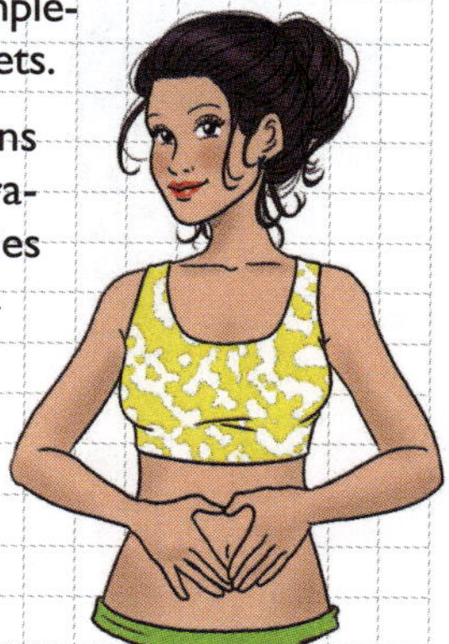

L'objectif ? Une bonne dose d'ouvertures respiratoires et de torsions est efficace pour le nettoyage de l'organisme. L'amélioration de la respiration augmente l'apport en oxygène dans le corps et recharge les batteries cellulaires. En outre, le brassage de l'air pompe le sang et améliore la circulation dans les organes digestifs. Les torsions essorent les viscères abdominaux et les tonifient pour mieux nettoyer l'organisme.

Durée de la séance : 1 heure.

Fréquence : 2 enchaînements pendant la semaine de votre programme minceur.

L'essentiel à retenir

Tout est jeu d'énergie, mettez-vous en phase avec vos potentialités. Ne cherchez pas la performance, restez dans la légèreté et la détente.

La lenteur est la clé des progrès rapides. Ne vous précipitez pas ! Patience, les choses se mettent en place tranquillement.

La respiration est votre lien intime au cœur des postures, mais aussi entre les postures. Vivez avec volupté les temps respiratoires qui ponctuent l'enchaînement. Ce sont par eux-mêmes des exercices importants.

Chaque posture est unique, vous ne l'exécutez qu'une seule fois sans faire de brouillon.

Préambule

Avant d'entreprendre l'enchaînement suivant, prenez le temps d'accorder votre corps à votre esprit. Allongez-vous sur le dos, laissez le corps s'abandonner progressivement, et observez l'abdomen et son petit va-et-vient. Libérez votre souffle et prenez quelques instants pour apprécier le mouvement abdominal régulier. Savourez pleinement la respiration qui vous fait entrer dans une détente plus profonde. Quand vous vous sentez prête, effectuez une grande respiration.

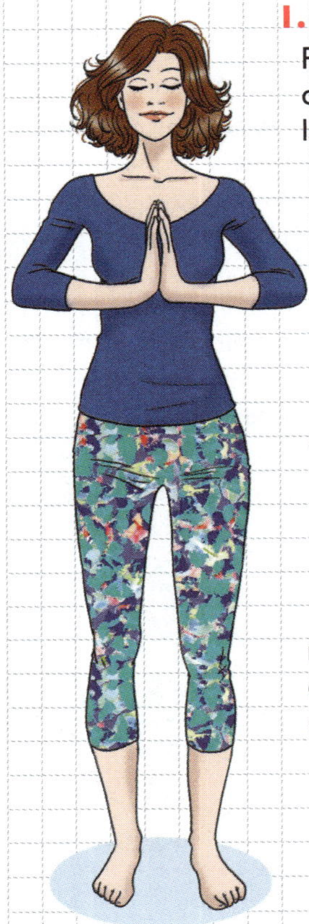

1. Salutation au soleil

Placez-vous debout à l'avant de votre tapis, répartissez le poids du corps sur vos deux pieds et mettez les mains jointes en prière devant la poitrine. Avant de démarrer la série de la salutation au soleil (voir le descriptif, p. 74), concentrez-vous sur votre intention, prenez conscience de votre respiration. Puis enchaînez 4 séries (2 cycles sur chaque jambe), en synchronisant le souffle avec les mouvements, afin de créer un mouvement fluide. Entre chaque série, il est recommandé de faire une courte interruption de quelques instants pour retrouver une respiration régulière.

Écoute respiratoire

Allongez-vous sur votre tapis en position neutre. Un temps d'observation est nécessaire pour accueillir les effets des salutations. Écoutez votre corps. Quand le souffle devient régulier, prenez conscience de vos petites respirations (voir p. 38), faites ensuite une seule grande respiration (voir p. 38).

Après chaque posture, ne négligez pas de vous installer confortablement afin d'entrer en lien avec votre corps et votre souffle. Ce temps de repos est tout aussi important que les postures elles-mêmes et se rythme toujours sur le même schéma :

- un moment d'immobilité afin que les effets de la posture infusent en vous ;
- des petites respirations abdominales ;
- une grande respiration.

2. Demi-pont et ouverture thoracique

Position de départ : installez-vous dans la position classique du « demi-pont », c'est-à-dire sur le dos, les genoux fléchis et les pieds rapprochés du bassin, les fesses et le dos soulevé, le nombril le plus haut possible, les mains en soutien des hanches et les appuis du corps répartis sur les coudes et les pieds.

Si vous n'avez pas de difficulté à maintenir la position correcte, expérimentez l'exercice suivant tout en respirant normalement.

- Sur l'inspir, vos côtes basses s'ouvrent légèrement ; sur l'expir, laissez l'air ressortir de vos poumons sans refermer les côtes.
- À la prochaine inspiration, ouvrez un peu plus haut les côtes et, en expirant, maintenez l'ouverture.

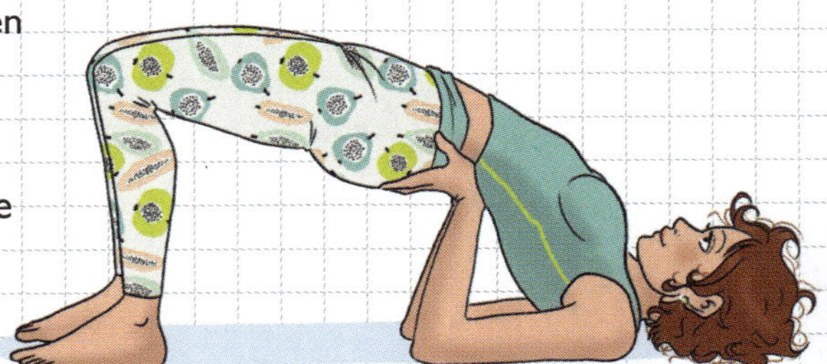

Ne vous aventurez pas prématurément dans l'exercice de l'ouverture thoracique. C'est en vous écoutant et en vous adaptant que vous saurez doser et cibler la musculature précise concernée. Si vous débutez, cela vous sera plus profitable d'exécuter un demi-pont classique.

- Ainsi de suite, à chaque inspiration, augmentez par paliers le volume de la cage thoracique et expirez au niveau du ventre sans perdre en ouverture.
- Au bout d'un temps confortable, relâchez l'ouverture thoracique, libérez les mains, et allongez les bras au sol ; déroulez très lentement votre dos pour reposer une vertèbre à la fois au tapis.

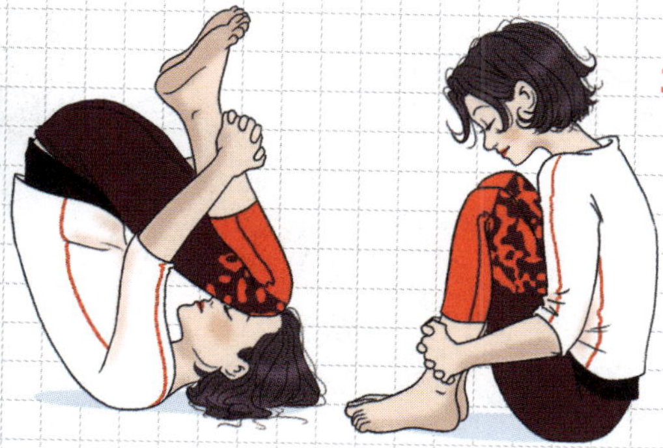

3. Rockings et uddiyana

Les rockings

Assise au centre de votre tapis, les genoux contre la poitrine, enlacez vos jambes, faites le dos rond et roulez d'avant en arrière plusieurs fois.

La respiration « uddiyana »

Position de départ : allongée sur le dos, les genoux fléchis et les bras étendus le long du corps. Placez confortablement votre dos étiré au tapis. Cette respiration dite « uddiyana » se pratique les poumons vides…

1. Inspirez profondément, expirez lentement et mollement.
2. Sans laisser entrer d'air, faites comme si vous envisagiez d'inspirer et écartez les côtes basses, en développant l'ouverture de la cage thoracique. Automatiquement, le ventre se rétracte vers l'intérieur et vers le haut.
3. Maintenez l'ouverture thoracique en rétention, les poumons vides, selon vos possibilités.
4. Puis relâchez les côtes avant d'inspirer. Respirez librement avant de retenter l'expérience une deuxième fois.
5. Au total, répétez 3 fois la respiration uddiyana.

Quelques rockings sont bienvenus immédiatement après les uddiyanas. Allongez-vous ensuite pour un temps de repos. Puis profitez des petites respirations et d'une grande respiration.

Au début, préférez la modération ; ne forcez pas sur la durée des rétentions, votre corps s'adaptera de lui-même. Progressivement, vous sentirez le diaphragme aspiré passivement vers le haut. Veillez à relâcher la nuque, les épaules et l'abdomen, seule la musculature de la cage thoracique participe activement à la mise en place des uddiyanas.

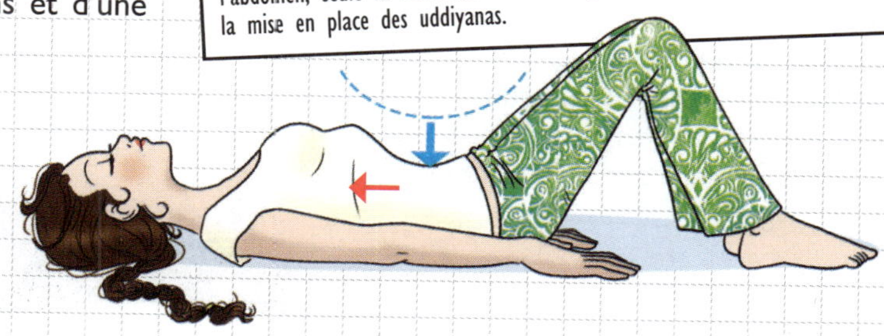

4. Appui latéral

Position de départ : assise sur le flanc, appuyez-vous sur l'avant-bras inférieur, avec le coude à l'aplomb de l'épaule formant un angle droit avec le corps, les genoux légèrement pliés et les deux pieds empilés l'un sur l'autre. Vous respirez constamment…

1. Aidez-vous d'une inspiration pour vous placer en appui : soulevez le bassin en tendant les jambes et en poussant sur les talons, étirez tout le corps pour former une ligne droite impeccable, dégagez le cou. La cheville ne doit plus être en contact avec le tapis. Mettez-vous en appui sur la main ou sur l'avant-bras. Reposez le bras supérieur le long du flanc.
2. Lorsque vous êtes stabilisée, tournez lentement le menton vers l'épaule supérieure.
3. Maintenez la posture en respirant constamment. Revenez lentement à la position de départ, allongez-vous sur le dos pour une petite pause avant de passer au second côté.

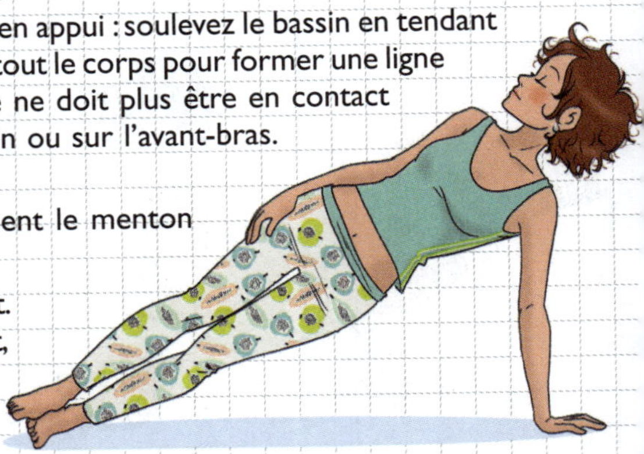

5. Pince torse latéral

Position de départ : assise en posture de l'élève, les mains placées derrière la tête, les coudes très écartés, le genou de la jambe allongée relevé.

1. Prenez une inspiration, étirez la taille et tournez le torse parallèle à la jambe allongée ; restez les poumons pleins et fléchissez le torse sans arrondir le dos pour placer le coude inférieur à l'intérieur du genou de la jambe allongée.
2. Expirez et maintenez les épaules ouvertes, le coude du bras supérieur dirigé vers le ciel. Restez poumons vides.
3. Sur l'inspir, redressez-vous lentement. La priorité dans cette posture est l'étirement latéral.

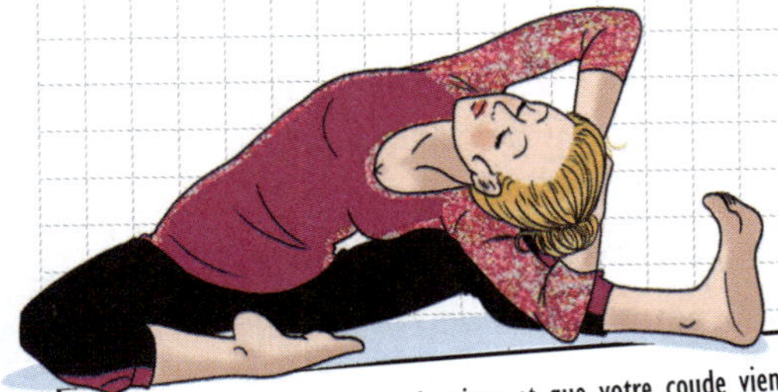

Si vous êtes familiarisée avec la pince et que votre coude vient se poser naturellement devant le genou, continuez à abaisser le torse pour placer votre épaule (plutôt que le coude) devant le genou, dépliez les bras au-dessus de votre tête afin de saisir le gros orteil avec vos mains et tournez votre visage vers le plafond.

6. Poisson renversé

Position de départ (voir aussi p. 61) : allongée sur le dos, les jambes rapprochées l'une de l'autre et les coudes plantés dans le tapis. En respiration constante, poussez sur les coudes et faites rouler la tête vers l'arrière pour vous placer sur le sommet du crâne.

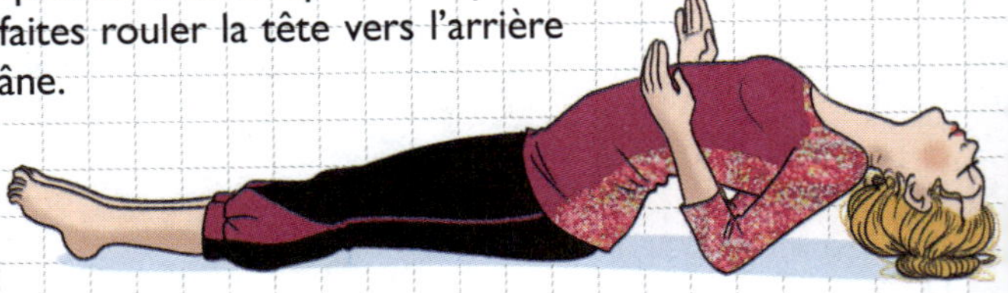

Votre corps vous dicte le temps de maintien dans les postures en respiration constante, écoutez-le.

7. Yoga mudra en grenouille

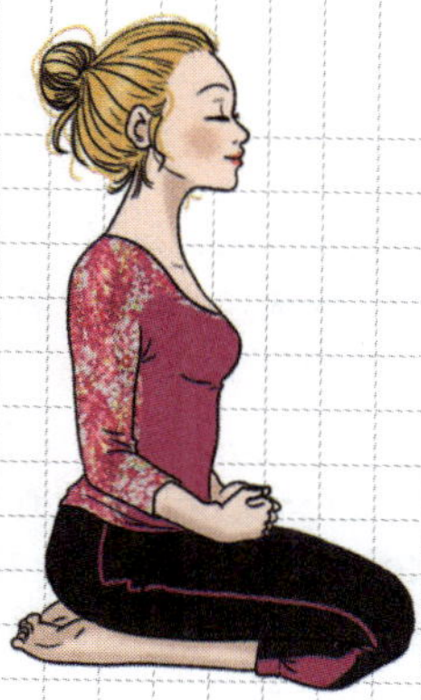

Position de départ : assise en diamant.

1. Ouvrez les deux genoux, les orteils se touchent. Étirez la taille.
2. En respiration constante, posez les mains devant les genoux, basculez le dos étiré vers l'avant pour poser le front au sol.
3. Entrelacez les doigts, les paumes de main vers votre nuque. Étirez fortement les bras près des fessiers.
4. Expirez puis montez les bras à la verticale vers le ciel. Maintenez la position en rétention, les poumons vides.
5. Sur l'inspiration, défaites les mains sans vous redresser, posez les bras au sol devant vous.
6. Empilez les deux poings l'un sur l'autre, les coudes écartés, posez le front sur les poings et relâchez toutes vos tensions. Prenez un temps de récupération dans cette position. Ensuite, sans vous redresser, vous enchaînerez directement sur la torsion suivante.

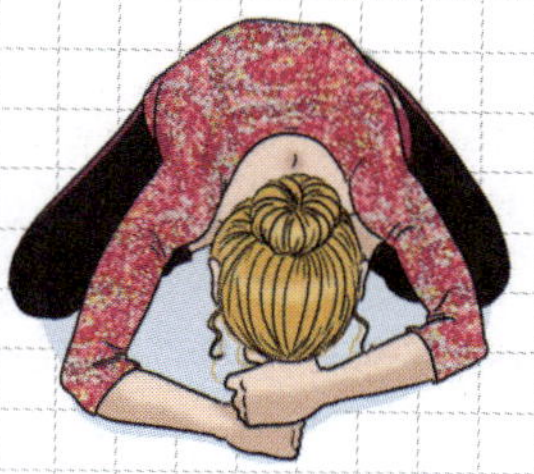

8. Torsion en grenouille

Position de départ : les orteils se touchent, les genoux écartés, le dos étiré et la tête posée au sol.

Tournez la tête de côté pour poser la joue au sol, étalez le bras inférieur devant vous à angle droit, la paume de main vers le ciel.

1. Pliez le bras supérieur et callez la main dans la pliure de la cuisse opposée.
2. En respiration constante, cherchez à ouvrir progressivement les épaules. Sans mettre trop de tension, tâchez de placer la ligne des épaules sur un axe vertical.
3. Défaites lentement les bras, et installez-vous de l'autre côté.
4. Redressez-vous lentement, le dos bien étiré.
5. Après la torsion, vous pouvez seulement redresser le buste pour être placée en position assise, les genoux ouverts, et effectuer les respirations intercalaires. Sinon, rapprochez les deux genoux pour vous mettre en posture du diamant.

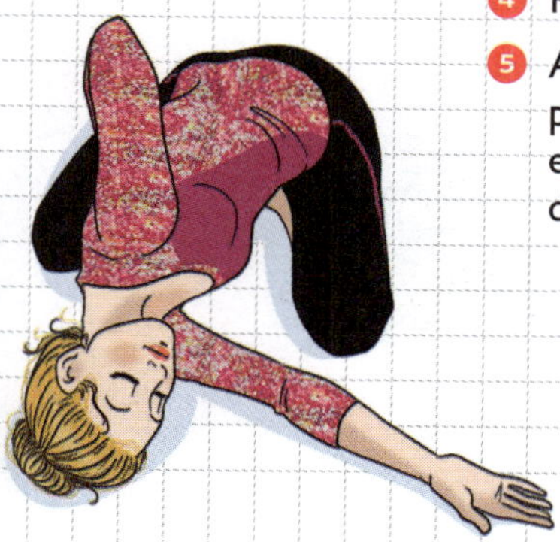

> Pour que les effets des torsions se manifestent complètement, il faut vous placer de façon juste, sans omettre de détails, et sans tension excessive. Partez à la quête de la posture et non à sa « conquête ».

9. Torsion dite « matsyendra »

Position de départ : assise, les jambes devant vous. Pliez une jambe et posez la cuisse sur le tapis devant vous, glissez le pied tout près de la fesse opposée. Pliez l'autre jambe et posez le pied à l'extérieur du genou opposé.

1. En respiration constante, allongez le dos, autograndissez-vous, le sommet du crâne vers le plafond, puis pivotez le haut du corps pour amener le ventre et la poitrine contre la face interne de la cuisse relevée.
2. Placez le coude à l'extérieur du genou levé, servez-vous de cet appui pour continuer à pivoter et placer les épaules en croix.
3. Enveloppez la taille avec le bras arrière et posez la main dans la pliure de la cuisse. Vous pouvez déplier l'autre bras afin que la main saisisse le pied avant. Ou simplement gardez le bras plus ou moins plié : l'essentiel est de vous servir de l'appui du coude au niveau du genou pour accentuer la torsion.
4. Regardez en arrière et continuez lentement à tourner les épaules sans rien perdre de votre allonge vertébrale. Maintenez la posture en respirant lentement.
5. Relâchez et passez à l'autre côté.

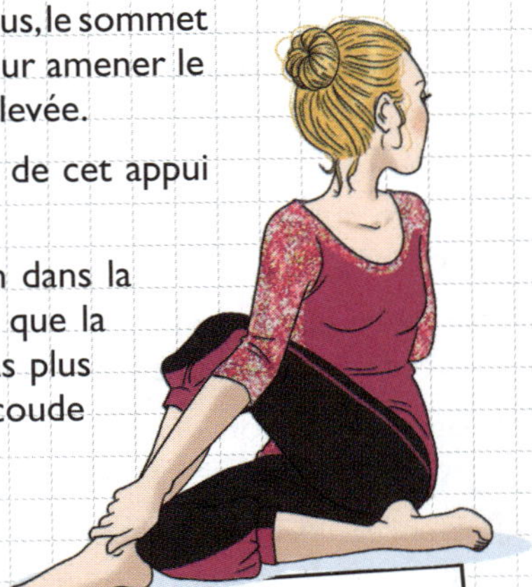

Vérifiez que la ligne des épaules se rapproche de l'horizontale. La torsion se met en place progressivement sur un axe vertébral très étiré. Ne vous mettez pas la pression, et respirez tranquillement.

Avant de vous installer pour les respirations alternées, faites quelques rockings pour réaligner votre dos.

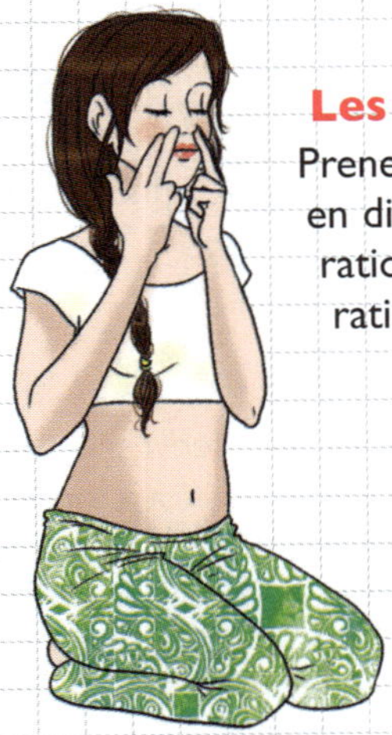

Les respirations de fin de leçon

Prenez les cinq dernières minutes de votre séance pour vous asseoir en diamant ou en posture de l'élève et respirer : une famille de respirations alternées lentes, une grande respiration, une famille de respirations alternées rapides et une grande respiration.

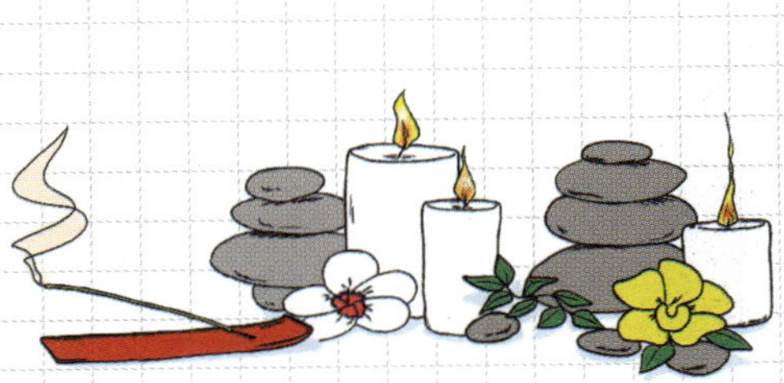

Conclusion

Comment la cure de yoga-détox a changé ma vie...

Depuis le premier jour de votre aventure de yoga-détox, vous en avez parcouru du chemin ! Vous avez aidé activement votre corps et votre esprit à se nettoyer et à éliminer les toxines en expérimentant un programme complet de bien-être physique, émotionnel et mental, combinant les principes d'une alimentation saine et des séances de yoga. Le but de cette fusion si particulière entre yoga et cure détox a été de remettre les compteurs à zéro afin que vous puissiez vous ressourcer aussi bien de l'intérieur que de l'extérieur, et construire une relation plus harmonieuse entre votre corps et votre esprit. À l'heure du bilan général, voyons combien vous avez développé votre potentiel réel.

Le programme yoga-détox que j'ai suivi : ....

sur .... (indiquez le nombre de jours)

Avez-vous suivi scrupuleusement votre programme ?

....

....

....

....

....

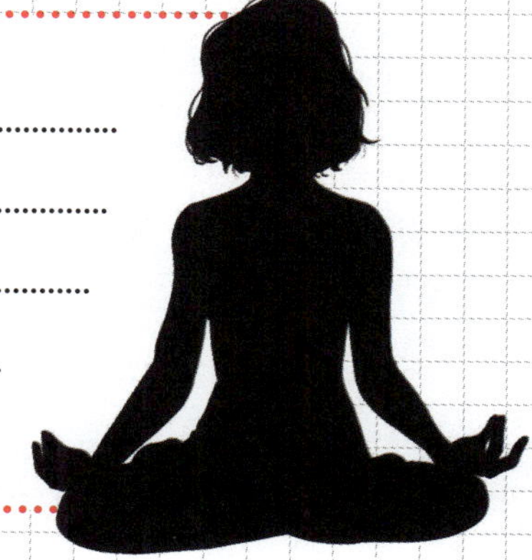

Quel était votre objectif principal ?

Par exemple : perdre 1 kg ou gagner un état d'esprit plus serein.

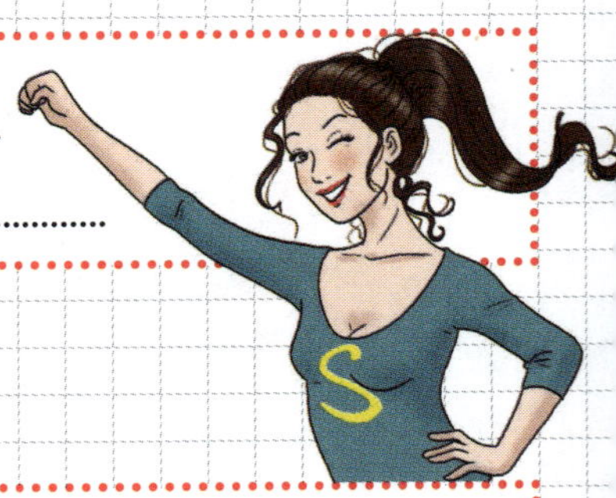

Aviez-vous des objectifs secondaires ?

Par exemple : mieux digérer ou me sentir plus en forme.

Listez les résultats obtenus

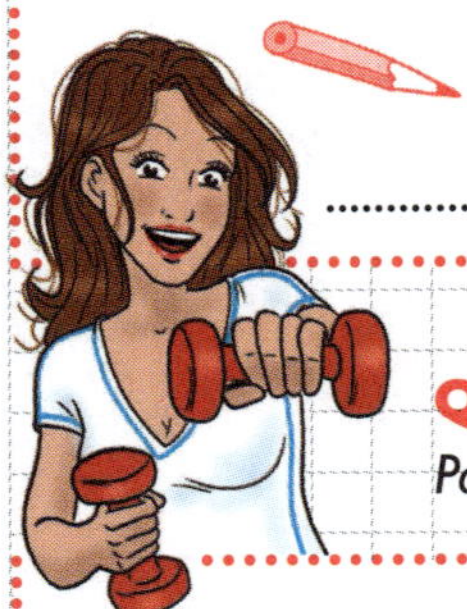

Qu'avez-vous apprécié tout particulièrement ?

Par exemple : apprendre la « salutation au soleil » ou nettoyer ma langue le matin.

Quels sont les éléments qui vous ont paru plus compliqués à respecter ?

Par exemple : me réveiller plus tôt le matin ou éviter de manger des aliments sucrés.

Entourez les éléments ci-dessous qui caractérisent le mieux votre forme physique aujourd'hui...

Mon teint est : frais ou net / encore terne ou brouillé
Mes cheveux sont vigoureux et renforcés / un peu rêches
Mes yeux sont décongestionnés et reposés / gonflés ou cernés
Mon ventre est plat et souple / parfois ballonné ou gonflé
Mon transit est régulier ou confortable / parfois ralenti ou en dents de scie
Ma silhouette est amincie ou tonifiée / pas assez dynamique
Mon dos est mobile ou renforcé / douloureux ou contracté par endroits
Mon sommeil est paisible ou réparateur / parfois agité
Ma respiration est profonde ou relaxante / saccadée ou superficielle

Autre : ....

→ Vous pouvez constater combien votre cure a porté ses fruits. Un organisme détoxifié se régénère, et son métabolisme est optimisé avec des effets notables sur la perte de poids, la qualité de la peau ou des cheveux, l'amélioration de la digestion, le regain d'énergie, etc. Pour ne rien perdre de cette dynamique, poursuivez votre démarche vers une nutrition et un mode de vie plus sain.

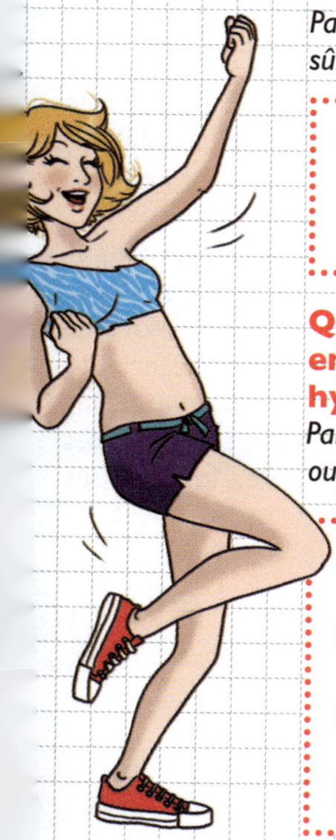

Notez ce que vous éprouvez ou ce qui caractérise votre humeur à la fin de votre programme.

Par exemple : je suis contente d'avoir pris du temps pour moi, ou je me sens plus sûre de moi.

....

....

Quelles sont les 5 bonnes résolutions auxquelles vous vous engagez dès aujourd'hui afin d'améliorer activement votre hygiène de vie ?

Par exemple : me fixer un rendez-vous le dimanche matin pour un cours de yoga ou faire une monodiète une fois par semaine.

1 .... 3 ....

2 .... 4 ....

5 ....

Votre corps est un temple !

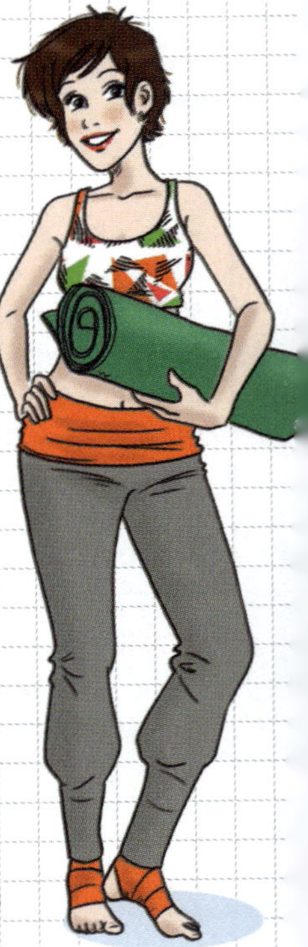

Vous devez en prendre soin… car que feriez-vous sans lui ? Le corps est un instrument magique, et vous réconcilier avec lui passe avant tout le reste. Vous en avez pris conscience en vous purifiant. Votre objectif est aussi de savoir vous écouter et choisir ce qui vous fait vraiment du bien, ce qui vous procure du plaisir et de l'enthousiasme.

Le yoga a pu éveiller vos sensations et vous faire passer le message suivant : « Vivre dans l'instant et accueillir sans jugement ce qui vient, mais aussi choyer et bichonner votre corps ! » Votre épanouissement passe par une bonne connaissance de vos besoins essentiels, dans une parfaite alliance entre corps et esprit.

Une cure de yoga-détox est très bénéfique pour booster vos facultés innées d'élimination et nettoyer votre organisme fatigué. Ses bénéfices compensent largement les efforts fournis, mais elle n'est cependant pas un remède miracle qui gommerait tous les excès accumulés en concentrant vos efforts sur seulement quelques jours.

Il n'y a pas de mystère, pour consolider les bienfaits de votre cure, prenez les choses en main, revenez à l'essentiel en repartant sur des bases saines et en instaurant un style de vie rempli de bonnes habitudes.

Grâce à ce cahier, vous avez découvert la dynamique générale d'une détox et les stratégies qui permettent d'éviter d'encrasser vos organes, mais également mille et un petits gestes pour agir concrètement face aux différentes sources de stress et de surcharges, et maintenir un équilibre harmonieux.

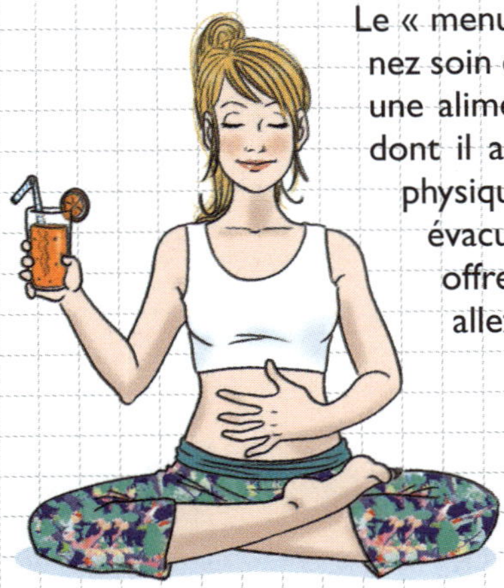

Le « menu parfait » pour booster votre forme est un tout : prenez soin de recharger vos batteries, jour après jour, en adoptant une alimentation saine qui apporte à votre organisme tout ce dont il a besoin et qui soit facile à digérer. Ayez une activité physique régulière et offrez-vous des oasis de détente pour évacuer le stress. Pratiquez le yoga et les respirations, et offrez-vous des soins de bien-être… Gardez le cap, vous allez vous épater !

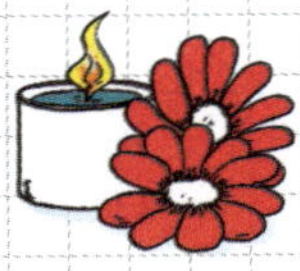

Carnet d'adresses

Le site de l'auteure

- **Annie Casamayou**, professeure de yoga, naturopathe et réflexologue : www.mon-naturopathe.com

Pour bien pratiquer le yoga

Pour vous sentir à l'aise dans votre pratique de yoga, mieux vaut aller dans les boutiques spécialisées qui savent parfaitement répondre aux besoins des *yogini*.

- Accessoires (gratte-langue, etc.) et vêtements de yoga : www.chin-mudra.com
- Tapis et vêtements de yoga : boutique Yoga Concept, 123, rue de Turenne, 75003 Paris ou www.yogaconcept.com
- Vêtements féminins et confortables pour le yoga et organisation d'ateliers : boutique Lolë, 9, rue des Blancs-Manteaux, 75004 Paris ou www.lolewomen.com
- Un grand rassemblement yogique est organisé chaque année par le *Journal du Yoga*. Pour connaître les prochaines dates : www.yogafestival.fr

Pour trouver des cours de yoga et un enseignant dans votre région

- Institut Eva Ruchpaul : 69, rue de Rome, 75008 Paris ou www.yoga-eva-ruchpaul.com

Pour vous faciliter la détox

- La Rolls des extracteurs pour réaliser des jus de légumes tout terrain, le Kuvings Whole B9400 à découvrir sur http://crudijus.fr
- Des jus de légumes et des soupes végétaliennes crues d'une extrême fraîcheur à vous faire livrer chez vous : Nubio : www.nubio.fr
- Détox Delight, le bar à jus : 130, rue Amelot, 75011 Paris ou www.detox-delight.fr

Les restaurants bio et *healthy*

- **Bob's juice bar** propose des jus et des smoothies pressés à froid : 15, rue Lucien-Sampaix, 75010 Paris et 106, rue Amelot, 75011 Paris ou www.bobsjuicebar.com
- **Café Pinson,** un restaurant bio, sans gluten et vegan, 100 % compatible avec une détox : 6, rue du Forez, 75003 Paris (et autres adresses dans Paris) ou www.cafepinson.fr
- **Cantine Supernature,** une cuisine équilibrée et préparée avec des produits sains, frais et drôlement bons : 12, rue de Trévise, 75009 Paris ou www.super-nature.fr

Bibliographie

Myriam Darmon, *Cures de jus santé détox*, éditions Leduc.s., 2015

France Guillain, *Le Bain dérivatif ou D-CoolinWay*, éditions du Rocher, 2009

Angélique Houlbert et Elvire Nérin, *Le Nouveau Régime IG*, éditions Thierry Souccar, 2011

Tara Michael, *Les Voies du yoga*, Le Seuil, coll. « Points », 2011

Eva Ruchpaul, *Précis de hatha yoga*, éditions Ellébore (trois ouvrages : stade fondamental, stade classique et postures avancées), 2004, 2005

Colette Poggi et Eva Ruchpaul, *Yoga, sources et variations*, éditions Ellébore, 2005

Christopher Vasey, *Manuel de détoxication*, éditions Jouvence, 2014

LES BEAUTIFUL GIRLS,
C'EST TOUTE UNE COMMUNAUTÉ !

Retrouvez plein de bonus, de conseils feel good,
des recettes, des trainings,
et des actus tendance MADE BY MON CAHIER !

Un lieu rien que pour vous :
http://mylifeisbeautiful.fr/

Une communauté de filles stylées :
VOUS DÉCHIREZ

mylifeisbeautiful.fr mylifeisbeautiful.fr

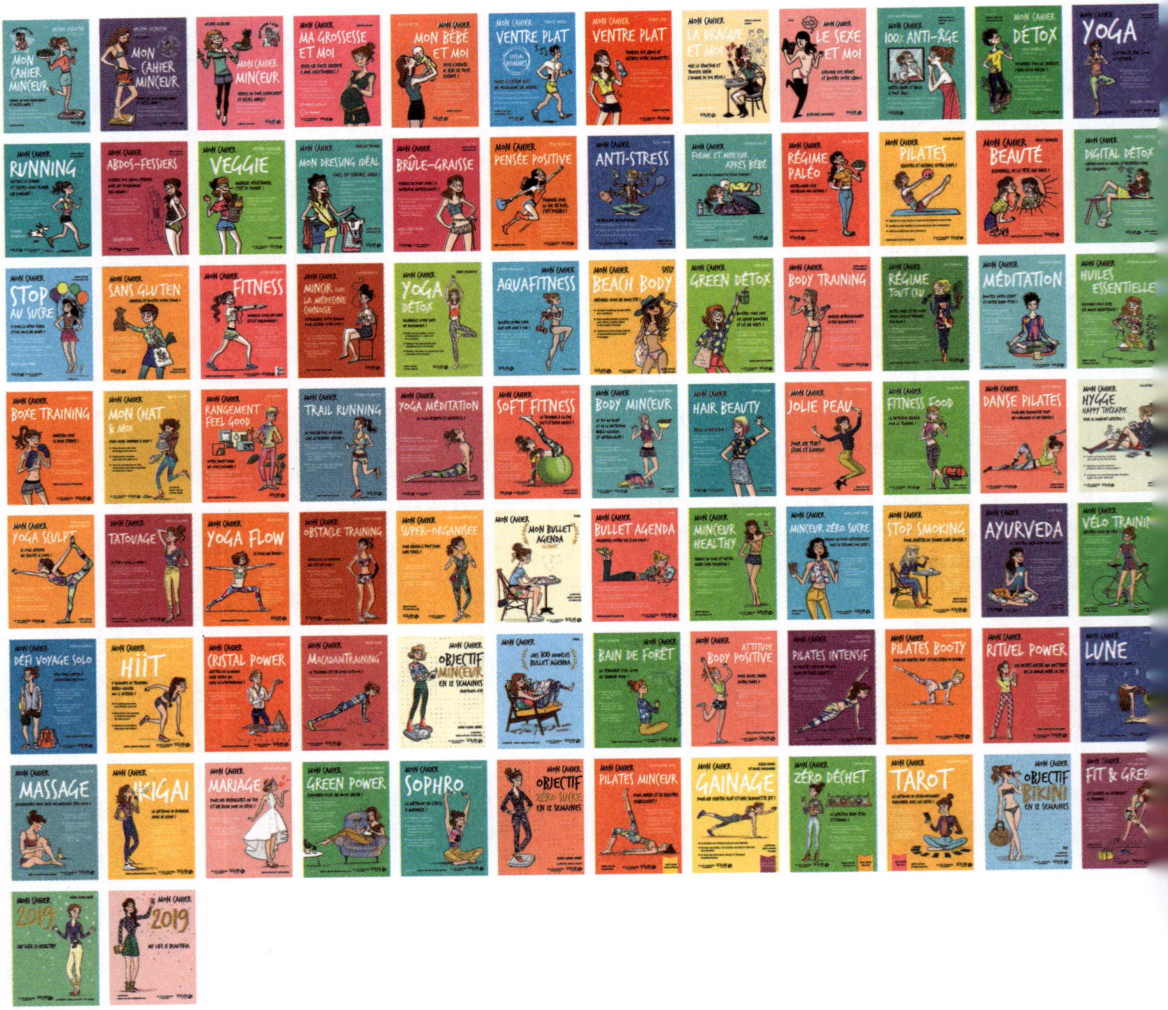

Direction : Jean-Louis Hocq
Direction éditoriale : Marion Guillemet-Bigeard
Directrice de collection : Juliette Collonge
Édition : Gwladys Greusard
Mise en pages : Nord Compo
Conception et mise en couleur de la couverture : Stéphanie Brepson
Conception des cartes : Sophie Delannoy
Fabrication : Laurence Duboscq

ISBN : 978-2-263-16238-1 - Code éditeur : L16238
Dépôt légal : septembre 2019
Imprimé en France par Clerc

Solar, un département d'Edi 8

FSC www.fsc.org MIXTE Papier issu de sources responsables FSC® C003309

SolarEditions
solar_editions
mylifeisbeautiful.fr
mylifeisbeautiful.fr